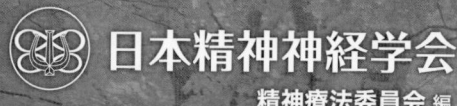
日本精神神経学会
精神療法委員会 編

臨床医のための
精神科面接の基本

松木邦裕・飯森眞喜雄・大野 裕・藤山直樹・中村伸一・中村 敬・岡野憲一郎・中尾智博・池田暁史 著

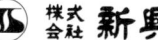
株式会社 新興医学出版社

執筆者一覧（執筆順）

**日本精神神経学会
精神療法委員会**

松木　邦裕	京都大学大学院教育学研究科臨床心理実践学講座教授
飯森眞喜雄	東京医科大学名誉教授
	いいもり　こころの診療所所長
宮川　香織*	元東京医科大学精神医学講座講師
大野　　裕	一般社団法人認知行動療法研修開発センター理事長
藤山　直樹	上智大学総合人間学部心理学科教授
中村　伸一	中村心理療法研究室室長
中村　　敬	東京慈恵会医科大学附属第三病院病院長・精神神経科教授
岡野憲一郎	京都大学大学院教育学研究科臨床心理実践学講座教授
中尾　智博	九州大学病院精神科神経科講師
池田　暁史	文教大学人間科学部臨床心理学科准教授

＊委員会外部からの執筆協力者

序　文

　この本は日本精神神経学会精神療法委員会が編集し，監修して出版するはじめての本です。
　この委員会が成立したとき，ある種の危機感が背景にありました。若い精神科医たちが薬物療法の知識と操作的診断基準さえあれば，患者と臨床の営みができるように考えている風潮があるのではないかという危機感です。その危機感を委員会の創立メンバーは共有していました。患者と精神療法的にかかわることは精神科医のアイデンティティーなのではないか，と私たちは考えています。
　精神科医が患者と会い，話し，投薬をしている毎日のごく日常的な臨床の営みをしているとき，〇〇療法と名前のついた専門的な精神療法をしていなくても，何らかの精神療法的配慮によって患者との治療関係を構築し維持しています。それにはそれ相応の専門的な知識とスキルと修練が必要です。いまの精神科臨床やその研修のなかから，そのことが忘れ去られようとしているのではないかと私たちは恐れます。それこそ，通院精神療法や入院精神療法という報酬を日常的に私たちが保険から得ている根拠なのです。
　一般の医療でも，医者や専門家との良好な人間関係のなかでこそ，臨床的営みはスムーズに進展します。精神科でもそれは同じですが，精神科の患者たちは他人とものごとを協力して進めていくことにそれぞれに独特の困難を抱えた人たちである場合が多いようです。精神科臨床の場合，患者との治療関係を構築して維持することが，きわめて専門的なスキルをかたちづくるのはそういう理由からです。本書は，どのような精神科医でも直面する，よい治療関係を作り，保つという課題について指針を提供しようという意図で企画されたものです。
　私たち，この本の著者の多くは，より専門的な精神療法の専門家ではあります。しかし，その前に私たちは精神科医です。専門的な精神療法という，患者と治療者が協力関係を維持することにとてもセンシティブでなければそ

もそも始められないプロジェクトを行うことを専門としてきた私たちが，普通の一般的な外来や入院の精神科臨床における患者との治療関係の構築と維持とに焦点を当てて，テクストを書くことには意味があると思います。

　この本を読んで，精神科臨床が何より患者という人との人間関係を前提になされていることに，読者諸氏が思いを至らせていただければと思います。人間関係の相手として患者を認識することは，単に治療を円滑に進めることを助けるだけではありません。それはたとえば，操作的診断基準のなかの症状記載ひとつひとつを貼り合わせたモザイクのように患者をみるようになる危険から精神科医を救い出してくれます。あるいは，薬物療法の標的症状だけをクローズアップして，患者の全体をみることをおろそかにすることから免れることも可能になります。患者との治療関係に思いめぐらす習慣をもつことは，ひとりのこころと歴史を持った，人生を生きつつある個人として患者をみるという，精神科医にとって不可欠な視点を回復させることに貢献するだろうと思います。

　この本が多くの精神科医諸氏に読まれ，その実践と研修の上で何らかの指針を与えることを願っております。

2015年5月

日本精神神経学会　精神療法委員会
委員長　藤山直樹

CONTENTS

CHAPTER 1　面接を始める前の基本

1. 精神科臨床に求められるもの ……………………………………… 14
   - Ⓐ　精神科臨床とは ………………………………………………… 14
   - Ⓑ　精神科における治療関係―関係モデルの変換 ……………… 16
   - Ⓒ　精神科における治療関係の意義 ……………………………… 19
   - Ⓓ　良質な治療関係を創ること …………………………………… 21
     - コラム◉突進してくる患者 …………………………………… 23
2. 精神科臨床に必要な治療関係とは ………………………………… 24
   - Ⓐ　精神科診療における治療関係のありかた …………………… 24
   - Ⓑ　精神療法を支える関係のとり方―受容と返し ……………… 24
   - Ⓒ　関係を利用して治療する ……………………………………… 26
   - Ⓓ　治療によって関係を変える―病態水準を測ること ………… 28
   - Ⓔ　精神療法における治療関係とはどのようなものか ………… 30
     - コラム◉「よい耳」と「よい声」をもつこと ……………… 31
3. 治療関係のつくり方 ………………………………………………… 32
   - Ⓐ　「みたて」の治療的意義 ……………………………………… 32
   - Ⓑ　「かかわり」の実際と治療的意義 …………………………… 33
   - Ⓒ　まとめ ………………………………………………………… 41
4. 治療設定の方法 ……………………………………………………… 42
   - Ⓐ　治療設定とは何か ……………………………………………… 42
   - Ⓑ　設定供給の責任 ………………………………………………… 43
   - Ⓒ　時間的な設定 …………………………………………………… 44
   - Ⓓ　空間的な設定 …………………………………………………… 46
   - Ⓔ　社会的な設定 …………………………………………………… 47
   - Ⓕ　設定についてのマネジメント ………………………………… 49

- Ⓖ まとめ ……………………………………………………………………… 50
  - コラム◉真夏のできごと ……………………………………………… 51
5. 家族への対応 …………………………………………………………………… 52
  - Ⓐ 「羅生門効果（Rashomon effect）」について ……………………… 53
  - Ⓑ 外来での対応 ………………………………………………………… 54
  - Ⓒ 入院での対応 ………………………………………………………… 59
  - Ⓓ 家族心理教育 ………………………………………………………… 60
  - Ⓔ まとめ ………………………………………………………………… 60
    - コラム◉たのしかった外来陪席 ……………………………………… 62
6. 薬物療法に与える影響を知る ………………………………………………… 63
  - Ⓐ 治療関係はどのように薬物療法に影響を及ぼすか ………………… 63
  - Ⓑ 薬物療法を介して良好な治療関係を築く …………………………… 65
  - Ⓒ 服薬の心理をわきまえて対応する …………………………………… 69
  - Ⓓ ことばの処方 ………………………………………………………… 71
  - Ⓔ まとめ ………………………………………………………………… 73
    - コラム◉最初の症例 …………………………………………………… 76
7. チーム医療のマネジメント …………………………………………………… 77
  - Ⓐ 治療チームの組織化 ………………………………………………… 78
  - Ⓑ リーダーとしての精神科医 ………………………………………… 79
  - Ⓒ 他の専門職との関係 ………………………………………………… 81
  - Ⓓ 非専門職スタッフとの関係 ………………………………………… 83
  - Ⓔ まとめ ………………………………………………………………… 84

CHAPTER 2　初回面接の基本

1. 初回面接の動機づけ …………………………………………………………… 86
  - Ⓐ 「なぜ」・「今」・「この人（たち）」が来院したのか ………………… 86
  - Ⓑ 成人患者との初回面接 ……………………………………………… 87
  - Ⓒ 小児・児童患者との初回面接 ……………………………………… 90

         Ⓓ 思春期・青年期患者との初回面接 ………………………… 90
         Ⓔ 患者であろうと推定される者が来ない初回面接 ………… 92
         Ⓕ 以前の治療についてきく ……………………………………… 92
         Ⓖ まとめ …………………………………………………………… 93
   2. 診断面接の進め方 ……………………………………………………… 94
         Ⓐ 診断は治療者間のコミュニケーションの手段 …………… 94
         Ⓑ 診断面接の進め方（30分面接をもとにした例）………… 95
         Ⓒ 診断面接の終了 ……………………………………………… 100
            コラム●研修医時代の思い出 …………………………… 101
   3. 神経症の初回面接 …………………………………………………… 102
         Ⓐ 主訴 …………………………………………………………… 102
         Ⓑ 現病歴 ………………………………………………………… 103
         Ⓒ 既往歴 ………………………………………………………… 104
         Ⓓ 家族歴 ………………………………………………………… 105
         Ⓔ 病前性格 ……………………………………………………… 105
         Ⓕ 生活歴 ………………………………………………………… 106
         Ⓖ 現症の把握・（暫定）診断・治療方針の策定 ………… 107
         Ⓗ 診たて・治療の説明 ………………………………………… 109
         Ⓘ まとめ ………………………………………………………… 111
   4. 大学病院での初回面接 ……………………………………………… 112
         Ⓐ 面接の始まる前に …………………………………………… 112
         Ⓑ 初回面接の進め方 …………………………………………… 113
         Ⓒ 初回面接における診断と治療プラン ……………………… 116
         Ⓓ 面接を終える ………………………………………………… 119
         Ⓔ まとめ ………………………………………………………… 120

CHAPTER 3　外来継続診療の基本

   1. 外来継続診療が目指すもの ………………………………………… 122

- Ⓐ 外来継続診療の全体的な流れ ……………………… 122
- Ⓑ 外来での初期治療 ………………………………… 122
- Ⓒ 外来での介入方法 ………………………………… 124
- Ⓓ 感情の表出と治療の停滞への対応 ………………… 126
- Ⓔ 危機への介入 ……………………………………… 127
- Ⓕ 継続診療の終え方 ………………………………… 128
  - コラム◉砂糖恐怖の患者さん …………………… 130
2. 外来継続診療の進め方 ……………………………… 131
  - Ⓐ 再来時の留意点 …………………………………… 131
  - Ⓑ 患者を呼び入れる ………………………………… 132
  - Ⓒ 診察 ………………………………………………… 133
  - Ⓓ 最初の数回にすべきこと ………………………… 135
  - Ⓔ 患者を負担に感じるとき ………………………… 136
  - Ⓕ 治療の行き詰まり ………………………………… 137
  - Ⓖ まとめ ……………………………………………… 139
    - コラム◉研修医時代の印象に残ったできごと …… 140

CHAPTER 4　入院マネジメントの基本

1. 入院時の精神療法とは ……………………………… 142
   - Ⓐ 入院治療の課題 …………………………………… 142
   - Ⓑ 入院精神療法は社会生活を考えたトータルケア …… 143
   - Ⓒ 入院精神療法（トータルケア）に必要な精神科医の能力を問う …… 146
   - Ⓓ 精神療法のイニシャティブは誰のもの？ ………… 147
   - Ⓔ まとめ ……………………………………………… 149
2. 入院初回面接のポイント …………………………… 150
   - Ⓐ 外来初回面接との違い …………………………… 150
   - Ⓑ 診断をいかにくだすか？ ………………………… 151
   - Ⓒ 初期のラポール形成 ……………………………… 152

- Ⓓ 入院生活がトラウマとならないための配慮 ……………… 153
- Ⓔ 初回面接において決定するべき事項について ………… 154
- Ⓕ 初回面接における家族との対応 ………………………… 155
- Ⓖ 治療チームとして行う初回面接 ………………………… 156
- Ⓗ 病棟チームへの引き継ぎ ………………………………… 156
3. 入院初回面接の進め方 ………………………………………… 157
    - Ⓐ 入院患者と会う ……………………………………… 157
    - Ⓑ 入院治療の枠づくり ………………………………… 159
    - Ⓒ 入院での治療法の提示と選択 ……………………… 162
    - Ⓓ 入院生活での枠づくり ……………………………… 163
    - Ⓔ 入院治療の始まり …………………………………… 164
    - Ⓕ まとめ ………………………………………………… 164
4. 入院治療のマネジメント …………………………………… 166
    - Ⓐ 入院継続にあたって ………………………………… 166
    - Ⓑ 状態診断のポイント ………………………………… 166
    - Ⓒ 入院中のマネジメント ……………………………… 167
    - Ⓓ 入院目標の修正が必要なとき ……………………… 170
    - Ⓔ 入院中の治療関係の変化とそれへの対応 ………… 171
    - Ⓕ 退院の判断・マネジメントと外来診療への橋渡し … 172
5. 入院中の継続診療の進め方 ………………………………… 174
    - Ⓐ 朝の回診 ……………………………………………… 174
    - Ⓑ 入院中の面接を進めるために ……………………… 176
    - Ⓒ 面接の実際 …………………………………………… 178
    - Ⓓ 入院治療の山場 ……………………………………… 180
    - Ⓔ まとめ ………………………………………………… 182

　　INDEX ………………………………………………………… 183

CHAPTER 1

面接を始める前の基本

1. 精神科臨床に求められるもの ……………… 14
2. 精神科臨床に必要な治療関係とは ………… 24
3. 治療関係のつくり方 ………………………… 32
4. 治療設定の方法 ……………………………… 42
5. 家族への対応 ………………………………… 52
6. 薬物療法に与える影響を知る ……………… 63
7. チーム医療のマネジメント ………………… 77

CHAPTER1　面接を始める前の基本

1. 精神科臨床に求められるもの

松木邦裕

 精神科臨床とは

1. 精神科臨床の本質

　精神科臨床とは，患者を診ることではない。それは，病いを抱えた患者との人間関係の中に身をおくことである。

　ここには説明が必要である。私たちが「患者を診る」というとき，そこには無意識のうちに「○○障害の患者」，あるいは「○○病の患者」と，実際にはその疾病のほうに力点をおいて考えている。こうなるのは諸臓器に焦点化される医学教育を私たちが受けてきたからである。医学教育ではその教科書，もしくは心臓外科・耳鼻科等の診療科分類をみてわかるように，身体臓器による区分けが基本におかれている。それが医学知識の合理的な吸収に有用であるのは述べるまでもないが，私たちの認知パラダイムも無意識裡にそれに強く拘束される。

　しかしながら精神医学に注目すると，「精神」という臓器は存在しない。精神の働きの基盤とされる「脳神経」という臓器は存在する。しかし精神科は，脳神経外科でもなければ，神経内科でもないことも周知の事実である。それでは，脳神経イコール精神とみればよいのか。それが医学としての理想であるが，現実はそれが通じる科学水準にはまったく至っていない。つまり内部臓器である脳神経での疾病特異な病理を感知し同定できる客観的なバイオマーカーがない精神医学の現状では，精神内科は成立しない。しかしそれでもなお，その精神を私たちが診るにはどのようにすればよいのか。それは，患者が表わす現象認知に私たちの視座をおき，精神が体現されるその人のパーソン全体に目を向けることしかない。その方法が，その人との人間関係

に身をおくことなのである。

2. 精神科臨床独自の視座—患者との人間関係の内に身をおくことから始まる

　個人的なことであるが，私は医師になって3年間は主に内科医として訓練を受けた。それから精神医学に転科した。精神科に転科してから2, 3年間は，当時の精神医学教室の主宰者であった西園昌久教授から「きみは，まだ精神科医になっていないな」と何回か言われた。面と向かってそう言われて，私は不快だった。「嫌なことを言う人だ」と内心怒っていた。私自身は精神科医として働いているつもりだったからである。しかし，その意見はまったく正しかった。ただその正しさが，当時の私にはまるでわからなかったのだった。それがわかるには，視座の変換が起こるための数年の精神科臨床の経験が必要だった。

　それでは，私のどこが精神科医ではなかったのか。それは，私は内科医のときと同じ視座から，患者に徴候や症状を素早く見つけ出そうとしていたのである。すなわち徴候や症状で患者の精神疾患を診断し，選出したそれらを軽減すればよいと考えていたのだった。私はその方法しか知らなかったし，それが自我親和的なもので，至極当然なことと疑問を抱く思考もまったく持ち合わせていなかった。

　しかし，精神を見立てるとは，まったく別次元のことだった。それは，"徴候や症状を含めたその人の在り方全体をみていくこと"である。この" "でくくっている文節が，その患者という人が体現する三次元的な広がりをもつ空間性と時間的流れのダイナミクスを表わしているところが大変重要である。徴候や症状として現れていることだけではない，その人物に現れないもの，欠落しているもの，変化していくものとその変化の仕方，変化しないものの様相を含めてはじめて，精神を見立てることが可能になるのである。

　私が精神科に転科して間もないころ，私は西園教授の外来診療に陪席していたが，ある日みるからに慢性化した統合失調症の中年男性が四国から初診してきた。その診察の中で彼の日常の過ごし方を西園教授がさりげなく尋ねた。彼は感情のこもらない話し方で，毎日釣りに出かけていると答えた。そ

こで西園教授は，どこにどんな手段で行って，どのくらいの時間にどんな魚をどのくらい釣って，そうした釣りに行くことを彼はどう感じているのかと，ゆっくりと順次尋ねていった．横で聴いていた私は，'やっぱり，精神科はのんきだ．どうでもいいそんなことを聴いたりする'と内心思っていた．私にはただの雑談にしか聴こえなかった．しかし，そうではないのである．このなにげない探索は，普段の行動と思考から彼の精神の機能状態を把握する，現れていることと現れていないことを知るために，彼の世界に自然に入っていく方法だったのである．病いを抱えた患者との人間関係に身をおいて，患者その人の病いを診る視座の実例がここに展開されていた．

　この精神科医の視座を獲得し保持するには，その人との人間関係の内に私たち自身の身をおかなければ始まらないのである．私たちは，私たち自身を症状を観察し臓器の病理を推測する部外者として位置づけることにとどまってはならず，いわば部内者にならねばならない．サリバンはこれを「関与しながらの観察」ということばで表した．「観察しながらの関与」ではないところに，相対的ではなく絶対的な相違がある．内科医の訓練を受けていた私には，後者から前者へのパラダイムの転換が必須だった．精神科における治療関係とは，この人間関係の内に身をおくことに始まるのである．

B 精神科における治療関係—関係モデルの変換

1. Giver and Receiver 関係

　人間が他者との関係の中においてはじめて人間たることはあらためて述べるまでもない．医療全般にみられる治療関係は，その一形態である．それは，苦痛を抱える者とその苦痛の軽減・除去に力を貸す者の関係であるが，単純に患者/医療を受け取る者（receiver），医師/医療を与える者（giver）とはできないところにその特徴がある．

　それはとりわけ，精神科臨床にあてはまる．前述したように，精神科臨床では主要な精神疾患である統合失調症，うつ病，神経症，パーソナリティ障

害の診断に有用な客観的なバイオマーカーがいまだ確立されていない。つまり炎症におけるCRP，免疫疾患における免疫グロブリン定性・定量等が存在しない。たとえばうつ病に脳内カテコールアミンが関与しているといっても，臨床現場でそれを測定し検証する客観的バイオマーカーがないのであっては，科学的説得力は医師と患者の双方において生じない。それは，治療を与える者と受け取る者の関係の厳正さを保証する絶対的な物差しが欠如していることを意味する。すなわち，精神科医療における両者間が，いまだ不確かさが仲介している関係であることを示す。ゆえに，それはなにかで補われなければならない。ここに精神科治療関係の特異性がある。

　今日の精神医学はこの欠落をなにによって補おうとしているのか。それは，症状や治療データの尺度評価という共通指標作成による客観的評価である。今日，その方法としてDSM診断や，症状や薬効の評価尺度が使用されている。しかしこの方法が擬似科学の典型例であることは述べるまでもない。一番最初の同定が各医師の主観で判断された症状や治療データにその後客観的な数値処理を施しても，本質的にデータの客観評価は生じない。若い娘と老婆のみえる'だまし絵'に対して，統計的有意差が得られた過半数の見解に基づくという理由で，この絵は若い娘だけがみえていることにしようという取り決めをしても，科学的に，また事実として無意味なことと同じである。

2. Container and Contained 関係

　この精神医学の現状を踏まえて，精神科臨床の関係性を別のモデルでみることを提案したい。

　Container and Contained，すなわち，包み込むもの（container）と包み込まれるもの（contained）の関係である（Bion, W., 1962, 1967）。受診という行為において患者は，自身のこころというcontainerに不安や抑うつというcontainedをおいているのだが，それらの心的苦痛を自身内に包み込めなくなった事態として医療の援助を求めてきている。

　この事態に対応して精神科医が行う援助は，患者の心的苦痛というcon-

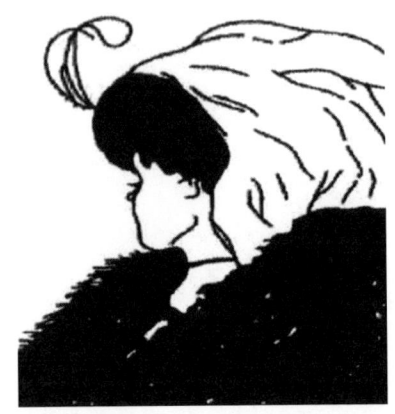

図 'だまし絵' 若い娘と老婆
むこうを向く若い女性と，その若い女性の横顔の輪郭を鼻とみると，老婆の横顔の両者がみえる

tained を，患者に代わって包み込む container として機能することである．このとき container となるのは精神科医に限らない．看護師や心理士という医療スタッフによるチームケアがそのように作動するだろうし，病棟，デイケア，外来集団療法等も医学的ケアを提供する container として作動するだろう．いずれにしても，患者が抱えきれない心的苦痛/contained を，精神科医としての私たちが受け取り，包み込む．そして私たちの関与が有効に働くのなら，私たちの container 機能の一端を担う薬物の効果を含めて，精神科医という container がその内において患者の心的苦痛/contained を和らげ，和らいだ苦痛を患者のこころというもともとの container に戻すとの交流性の展開になる．すなわち，精神科医療による患者の不安や抑うつの軽減である．

　この container-contained 関係の質は，giver-receiver 関係のように一方通行的な上下関係とは質が異なる．これは，二者双方からの交流がもたれる平行な関係である．なによりこの関係の本質は生物がつくる関係の本質であり，生命の創造と維持の関係であることが重要である．たとえば「食物連鎖」という概念があるが，この概念は食べられる生物/contained と食べる生物/container の連鎖であり，それが多彩で豊饒な生物世界を産出していること

表1 Container-Contained 関係の例

Container	Contained
包み込むもの	包み込まれるもの
こころ	こころ
パーソナリティ（こころ）	感情・思考・空想
空想	感情・思考・対象
膣・子宮	ペニス
母親の乳房・腕	赤ん坊
赤ん坊の口	母親の乳首
社会・組織・施設（集団）	個人
精神科医・医療チーム・医療施設	患者

を描いている。他方繁殖の視点からみるなら，ヒトにおいて精子というcontained が卵子というcontainer に包み込まれて新たな生命を創造し，その受精卵が子宮というcontainer に育まれ，誕生後は母親や家庭，小さな社会というcontainer に包まれて大人になるとともに，自らも家庭や社会でのcontainer にもなっていく。もちろん，赤ん坊もcontainer として母親の愛情や不安，期待等のcontained を内に包み込むという，container と contained の相互交流も最初から並行している。

　現実として治癒困難な統合失調症や双極性障害，うつ病，パーソナリティ障害等にかかわる精神科臨床での治療関係を，治癒のみならず医学的ケアと成長を内包するcontainer-contained関係ととらえることで，私たちの臨床行為をその実情に即して認識できる。

精神科における治療関係の意義

1. 精神科での治療関係が供与するもの

　ここまで記述してきたことから，精神科における治療関係が精神科医に供与するものが明瞭になっている。

一つ目に挙げられるのは，精神科臨床において診断は，治療関係の中でその患者の在り方全体を注視することではじめてなされうることである。診断のための情報は患者の症状や徴候だけに限定されず，患者という人が出すあらゆる情報に基づく。それらのデータの包括的でダイナミックな構成から，表層的ではない的確な診断は得られる。それを為すための視座の確保には，治療関係の成立は不可欠な前提である。

　第二に，精神科での治療では，臨床医学が当然視する治療を与える者（giver）という立場では本質的な治療的貢献には到達できず，それは治療者-患者間の相互交流的なケアや成長を目指すcontainer-contained関係モデルの採用で達成されうるものである。その有効な関係のための基盤は，当然ながら治療関係の成立におかれる。

　要約すれば，精神科臨床においては，治療関係抜きには診断も治療も真のものとしては成立しない。しかしながらここで述べる治療関係が，ただ単に診察室に精神科医が患者と一緒にいることをいっているのではないことも理解されねばならない。精神科臨床での良質な治療関係とは，精神科医がgiverとして苦痛を除去する臨床行為だけでなく，containerとして，苦痛にもちこたえ抱えておく力を患者がつけるという成長を援助できる関係なのである。

2. 有用な治療関係

　精神科臨床での有用な治療関係の本質は，信頼のある関係である。精神科医が信頼される治療関係を成立させるには，脳生理や薬理等の専門知識と処方技量だけでなく，その臨床姿勢や臨床的視座，心的耐性，相互交流の技術といった臨床医としての私たちの在り方全体がおのおのの精神科医によって十分検討され，個々において構築される必要がある（**表2**）。

　良質な治療関係とは，ポジティヴな性質のそれだけでなく，私たちが疑問を向けることや負荷を強いることにも患者が建設的にもちこたえられる，患者の私たちへの専門的かつ人間的信頼に基づく関係を含むものである。そうした信頼のある治療関係にはパラドクスが含まれる。信頼のある治療関係であるからこそ，患者は疑いや不安，不満を口にする。すなわち，私たちも患

表2　信頼関係を築くための基本

① 精神科医療の専門家としての佇まいと穏やかさ
② 人としての共通感覚に基づく患者の尊重
③ 患者が語り表わすものに率直に耳を傾ける姿勢
④ 受容的かつ中立的な態度
⑤ 患者からの情緒的負荷や理解できていないことにもちこたえつつ、患者の負の部分も理解していることを明確に伝える能力
⑥ 治療の場の堅持（治療の場以外での交流は慎む）

者と同様に、彼らが持ち込み、私たちに向けるものを回避せず受け取り、心的にもちこたえる必要がある。むしろ、そこから真に有用な治療関係は始まる。

D　良質な治療関係を創ること

　述べてきた良質な治療関係は精神科医によって創られねばならないものであり、それが精神科医の重要な仕事であり、精神科医として真に機能するための基盤なのである。
　私たちが診察室に身をおく前からそれは始まっている。私たちは、自身が精神科医として好ましい佇まいや穏やかな心的態度を準備できているかを点検しておく必要がある。それが前述した信頼のある治療関係を成立させることの始まりである。その上で、患者との関係性の内に自身をおいてそこから患者の病いを理解しかかわり始めることが、精神科での治療関係の真正な姿であろう。
　当然ながら私たちは、向精神薬を処方し、さらに精神療法等を駆使し社会資源を活用して患者の心的苦痛を和らげようと試みる。その臨床行為が効果を出すには、その基盤におかれる治療関係の質が大きく関与することはあらためて述べるまでもない。言い換えれば、良質な治療関係のないところには、患者の抱える病いの真の改善はない。精神科では治療関係の意義は、どれだけ強調されてもされすぎることはないものである。

文 献

1) Bion, W.：Learning from Experience. William Heinemann Book, London, 1962
   （福本　修訳：精神分析の方法Ⅰ．法政大学出版局，1999）
2) Bion, W.：Second Thoughts. William Heinemann Book, London, 1967
   （中川慎一郎訳：再考：精神病の精神分析理論．金剛出版，2007）
3) 松木邦裕：精神分析体験：ビオンの宇宙—対象関係論を学ぶ　立志篇．岩崎学術出版社，2009
4) 松木邦裕，福井　敏編：パーソナリティ障害の精神分析的アプローチ．金剛出版，2009
5) 松木邦裕：分析実践の進展—精神分析臨床論考集．創元社，2010
6) Sullivan, H. S.：Conceptions of Modern Psychiatry. W. W. Norton, New York, 1940
   （中井久夫，山口隆訳：現代精神医学の概念．みすず書房，1976）

突進してくる患者

　それは，内科医としての研修2年目のことでした．私は，精神病を病みながらも重症内科合併症を抱えた女性患者の往診に精神科病棟保護室を訪れていました．その日も普段同様に白衣を身にまとい，精神科病棟の廊下を一人歩いていました．そうしたところ，廊下のずっと向こう側にいた若い男性患者が私を見つけ，突然大声でわめきながら，私に向かって突進してきました．その男性はみるからに精神の荒廃をうかがわせる顔貌であり，激しい怒りが表情にあらわに浮かんでいるので，私は強い恐怖を感じました．

　彼が2メートルほどの距離に近づいたとき，折よく現れた精神科女性看護師が，「この人は，精神科医じゃないよ」と大声でその彼に言いました．彼は即座に急停止し，くるりと向きを変えてもといた所に向かってすたすたと歩き始めました．

　私は最初あっけにとられ呆然としながら，考えました．「これほど精神病としかみえない人でも，現実状況がみえ判断できるのだ」．そして，「精神科医はこのように正面から突進してくる患者に向き合わないといけないのだ．その覚悟がいるのだ」と．当時，私はその病棟で精神科医として働くことも視野に入れ始めていたので，強烈な体験としてこころに残りました．

　それから1年半ほどを経て，私は精神科教室に入局し，その病棟で働き始めました．それから出会ったのは，静かな患者も少なくなかったのですが，消灯時間を過ぎてから退院を主張し，病棟入口のガラス戸を打ち割って出ていこうとするのを身体を張って止め，説得を深夜遅くまで何時間も続けた躁状態の男性患者や，3，4人の若い医者同士で抑え込んだ興奮して暴れる男性患者，走って追いかけ病院周辺を捜して回った，治療スタッフの目をかいくぐって離院する摂食障害の女性など，覚悟して向き合うことを求める人たちでした．

　当時の同僚には，私がそうだったように，精神的にも身体的にも体当たりで患者と向き合っている精神科医と，担当の患者と十分距離をおいて，問題が極力生じないかかわり方をする精神科医がいました．後者の「君子，危うきに近寄らず」タイプの精神科医でも患者に巻き込まれて，向き合わざるを得ない事態に陥ることも稀ではありません．そのときにその状況にとどまれる人と，そこから無難に早く身を引くことだけを心がける人がいました．

　そして，今振り返ってみますと，次のことが実感されます．初心のときに精神的にも身体的にも覚悟を決めて向き合う体験ができなかった精神科医は，その後どれだけ社会的なポジションが高くなっていようと，精神科臨床医としては低い力量のままにとどまっているとのことです．病者の思いに切実に触れたことがないことが致命的なのです．精神科医としての初心の数年にどれだけ患者と向き合い続けられるか，それが精神科医になれるかなれないかの境目なのです．

（松木邦裕）

2. 精神科臨床に必要な治療関係とは

飯森眞喜雄，宮川香織

A 精神科診療における治療関係のありかた

　医療が行われるにあたって医師・患者の関係が良好であるに越したことはないというのは誰しもが感じることである。良い関係が前提にあれば，患者は医師の説明を理解しやすくなるであろうし，患者の気持ちを医師は汲みとりやすくなるだろう。必然的に，患者側の医療への満足度にも大きくかかわってくる。だから，患者が「良い先生に巡り会えた」と言って喜ぶときは，多くの場合，医師としての力量が月並み以上であることは当たり前として，医師と良いかかわりをもつことができたということを言っている。

　ところが精神科診療においては，いささか事情が違ってくる。治療関係は，ただ一般的にいう良い関係（「良い」とは，ほどよく親密で好感を持ち合える，といったくらいの意味であろうが）さえ実現できればいい，とは言いきれないところがあるからである。身体科診療では，関係を礎にして，治療を行う/治療を受けるが成立すれば，もうそれでよいかもしれない。だが精神科では，それに加えて，「関係を利用して治療をする」あるいは「治療によって関係を変える」という必要性も出てくるからである。簡潔にまとめると，「関係を用いた意図的働きかけが精神科の治療（精神療法）になる」と言ってもいいだろう。

　精神科診療では，俗にいう良い関係とは別の次元で，「治療関係」が問われるし，事実，「関係のとり方」は治療効果に深く結びついてくるのである。

B 精神療法を支える関係のとり方──受容と返し

　人を安心させ，育てる関係といえば，母と子の関係である。とくに乳幼児

に対して母親がとる関係は，しばしば精神科の，とりわけ精神療法における好ましい治療関係での治療者の立ち位置の喩えとして取り上げられる。

　世界についても自分自身についても定かな感覚をもてないでいる小さな子どもに対し，母親は当然ながら，まだ完全な他者としては振る舞えない。そこで母親は，子どもの声や動作や生理的欲求を受け入れ，堅実に反応する，という作業をひたすら繰り返す。母親は，いわば最初の，"ほどよく優しい環境"としての役割を担うのである。これはある意味で不自然な関係のとり方であるから，母親はあえて自らの他者性を抑えて，わが子のために，いわば"環境に擬態している"ともいえよう。子どもはそのような母親の反応を通じて，母親を知るのではなく，まず自分自身を知っていく。声を返されることによって，自分が声を発したこと，発することができることを知る…母親の腕の中で暴れることによって，自分の運動を感じ，自分の身体の外縁を意識する…。

　では，この関係において，実際，母親はひたすら受動的に振る舞うだけなのだろうか。そうではない。母親にはいくらかの"隠された作為"とでもいうものがあるはずである。母親は反応の返し方を選べるし，そのタイミングを選べる。さらに強調する反応を選べる。それだけのやりくりの自由を用いるだけでも，十分に多く世界の意味づけを行うことはできるはずである。擬態を用いて環境のフリをしているが，実は，すでにこの世界をどうみるかについての意味を，母親は関係を通じて子どもに与えているのである。

　精神療法における受容もこれに似ている。治療者は患者を無条件に受容するようなフリをしながら，実は，患者の認知が少しずつ変わっていくように，患者への返しにささやかなメリハリをつけていく。強く受け入れられるものと弱く受け入れられるものがあるというこの事態には，すでに情報や意味が生じている。そのような働きかけを無意識のうちに行うことは巷の親密な関係でよくみることだが，もし相手の世界に変化を呼び起こす目的で意識的に行われるなら，それは治療的対応になるのである。

　ただし，患者の抱いている世界や自分自身に対する意味づけに，密かに，変化を及ぼそうとする行為であるならば，そういう受容と返しにはやりよう

というものがあり，またその強弱にはサジ加減というものも必要になる。受容と返しが無造作に不器用に行われるようなら，敏感な患者は罠の気配を感じ，いぶかしむかもしれない。また，たとえば統合失調症の急性期では，受容のメリハリがすぎるなら，恐怖を患者に呼び起こすこともあるだろう。

　精神科医は，治療的意図をもった受容とその返しの意味を知るべきなのである。

関係を利用して治療する

　さて，患者が治療者とかかわるための入口となる基本的な関係，すなわち環境に擬態して患者を受容する関係は，精神療法の土台であり，その一部でもあるのだが，それだけで精神療法が成り立つものかというと，そうではない。それだけでは刹那的な安心を与えることは可能かもしれないが，患者の社会生活や行動を変えることは不可能である。

　安心は社会行動の前提ではあるが，安心が新しい社会行動を生み出すことは滅多にないのである。個人が精神内界から外界に向けて繰り出す，感じ取り→認識し→方針を決め→実際に行動するという一連の流れは，その一段階ごとに高い敷居を有しており，月並みで日常的な働きかけがもたらす変化の多くは途中のどこかの敷居に遮られて自然消滅してしまう。感じ方や認識がわずかに改まったくらいでは，外部にそれとわかる形で変化の結果は表われないのである。

　だから，基本となる環境的な受容関係がかかわりの出だしの役目を果たした後は，医師と患者との関係はその質を変調し，時には受容度がぼやけたり，間に説得を挟むなどして患者を揺さぶるかと思うと再び基本の受容関係に戻る…というように，流動性をもちつつ変化を揺るがないものとしていく必要がある。そうできれば，関係は交流の土台になるのみならず，新規な考えや行為を患者から引き出す刺激にもなりうる。それが「関係を利用して治療する」ということの意味なのである。要するに，関係を利用するというのは，特別な関係を作り出すということではなく，むしろ，関係の連続的変化を踏

んで，認知を動かす，というのに近い。

　そのような治療的もくろみをするにあたっては，患者の関係性の原点，すなわち治療者の目の前に現れるまでに家族・知人とどんな経緯をもってかかわってきたかをある程度把握しておく必要も出てくる。例を挙げてみよう。ある患者が家族になかば無理矢理連れられて診察室に現れたとする。患者は，家族から「お前はおかしい」「お前は病気かもしれない」あるいは「お前には治療が必要だ」と繰り返し言われ，納得できないまま，家族の傀儡ではないかと疑う精神科医の前に引き出される。家族は本人を前にして精神科医に対し，患者がこんなおかしな言動をしたなどと，事実を歪めた不愉快なことばかりを話す（ように患者にはみえる）だろう。患者は孤立感と不安感を抱き，おそらく不機嫌となり，これからここで行われるあらゆる働きかけ全部を無効にしてやろうかなどと考えるかもしれない。

　さて，そんなときである。もし精神科医が「家族の言っている内容はあなたには到底納得できないものだろうし，ここに来るのもとても嫌だったろうね」と言ったらどうだろう。家族との繰り返される強要と拒否のやりとりの末に，突如，拒否的であることを受容されたら，その関係の変化に患者はどう対処するだろうか？　おそらく別の立ち位置，別の反応を準備しなくてはならなくなるだろう。この，"かかわりを拒否することを受容するかかわり"によって，拒否という行為の意味そのものが変化する。さらに治療者は，患者に起こった出来事について，家族の解釈を極力排除して，事実だけを取り上げようとするかもしれない。それから，これまでの事態は患者にとってさぞやつらくて厳しいことだっただろう，とコメントするかもしれない。

　するとこれは，ここしばらくの患者が体験してきた"かかわりの台本"にはないセリフを言う"役柄"の出現である。当然，関係の質はまた少し変調する。患者は自分のことを察する努力をしてくれるかもしれない目の前の他人について，家族側の人間ではないと感ずる可能性もある。もしかすると，ここに少し通って話をきいてもらうくらいならいいかな，と思うかもしれない。

　ところが，患者の見方が揺らぎかけたタイミングで，治療者が次のようなことを言ったらどうだろう。「いろいろつらいことがあったが，助けを借りず

にやる決意でいるのはいい。あなたの気持ちを尊重して，家族が強いた今日の受診ではあなたを診ないことにする。次は，あなたが困ったとき，あなたの意志でここの予約をとってください…」。ここにきて，突如，手を引かれてしまうわけである。患者は「それみたことか」と診察室を出て行き，家族の努力はまったくの徒労に終わるのか…と危惧されるが，実際にこういう引きの対応をされると，後日，患者自身の希望で受診の予約が入ることが予想に反して多いのである。無理強いで行かされた医療機関が，自分で選んだ医療機関となる認識の変化，そして受診行動の引き出し。こういったことを，関係のとり方，関係の質の変調のさせ方によって達成できることもあるのである。

　もちろん，こうした駆け引きが医者嫌いな患者たちすべてに通用するというのではない。そうではなく，この例を通じて，「関係を利用して治療をする」ということを理解してもらえれば，と思う。

Ⓓ 治療によって関係を変える─病態水準を測ること

　ところで当然のことながら，「関係を利用する」にあたって，関係のもち方を決めるのになにをもとにするかが問題になってこよう。それには患者の病態水準を知ることが重要になる（医師・患者関係のありようを医師・患者水準といい，自我機能のありようから患者の病態をみたものを病態水準という）。病態水準によって，治療関係の深さの加減と，治療課題の立て方は変わってくる。副作用があるのはなにも薬物療法だけではない。精神療法の前提となる関係の結び方によっても，へたに行うと，病態水準によっては負荷になったり侵襲になる危険性がある。過度あるいは病的な退行や精神症状の悪化をもたらすことさえあるのである。

　そこで次に，病態水準ごとに，自我の状態と治療関係の質，そして治療課題をどうすべきかについて考えてみよう。

　まず，精神病圏の病態の場合，原始的で実存的な不安と脆弱な自我境界が想定され，治療関係では安全と保護の保証が主たる作業になる。そこでは，患者に脅威を感じさせるほど深すぎもせず，孤独に埋もれさせるほど浅すぎ

もせずの関係を維持する配慮と，身体と命を守る支援が持続的に必要となる。治療課題は低めで時間をかけて達成していくことになる。

　神経症圏の病態であれば，わかりやすい不安と，ある状況，あるテーマに局在化した弱点を有する自我機能が想定され，治療関係は通常の社会関係の延長線上で維持され，治療者は患者の背後からの援護射撃をする程度の役割をとる。適応の課題は常に背伸びして届くくらいに配置され，挑戦の促しと努力結果の支持を，合いの手のように，もたつかずに入れていくのが治療者の作業となる。

　これがさらに，状況的な要因で退行し，一時的に社会機能を落としてしまったような軽い病態水準の人となると，神経症圏以上に現実的で社会的な，距離感のある治療関係がとられ，治療課題は本人が意識する日常生活の課題と重なり，しばしば本人の意向を尊重して設定されることになるだろう。

　病態水準だけではない。状況の変化によっても，治療関係のとり方は変わる。治療設定が外来から入院に移行したとき，心理士のカウンセリングとセットで診療とすることになったときなどは，自ずと，かかわりのとり方は違ってくる。家族内でもう一人精神疾患が出たような場合でも，（たとえ担当医を分けたにしても）家族関係が動くとともに治療関係は必ず影響を受け変化する。いや，変化しなければならない。患者の周囲で何が起ころうが，いつもどおりの状態で患者を待つのが精神療法の治療空間であるが，そのような治療空間の不可侵の安全を維持するのは，実は密かに行われる治療者による関係性の微調整によっているのである。さらには，患者の周辺で偶発的に起こった出来事を治療的に利用するために，治療関係のもち方を変更するという前向きな可能性も存在する。

　治療の経過によっても，治療関係は変化していく必要がある。当初の基本的受容関係から，治療の進行とともに，保護や支持のニュアンスは薄まっていき，援助から見守りに，そしてさらには患者の選択や判断に敬意を表し，口出しや意見をしない通常の社会的関係に近い距離に…というように変化していくのである。

　治療者の重要度が継時的に薄まっていき，それにかわって友人や上司など

の社会的関係がどんどん重要になっていくという変化がスムーズに実現できるようだと，関係が治療的に経緯したと評価することができるだろう．

E 精神療法における治療関係とはどのようなものか

　ここでは，精神科臨床，とくに精神療法における治療関係の重要性とその治療的意味について考えてみた．

　つまるところ，精神科臨床における治療関係とはなにかと問われれば，それは心理的な介入を可能にする基本的受容関係をつくり出すスキルと，関係の質の変調を連続的にコントロールするスキルとを用いて，精神科医が治療課題の達成を意図しながら患者と結ぶ関係のことである，とここでは結論づけておく．

　前者の，基本的受容関係とは，しばしば無条件にすべてを受け入れ包み込む，母親が乳幼児に対してとる関係性になぞらえられる．しかし，精神科臨床における基本的受容の態度は，その受容の度合いのメリハリを通じて，受容される者の世界観や自己観に密かになにかを提案する作為が隠れて働いてこそ，治療的意義をもつ関係になる，ということを忘れてはならない．

　関係の質の変調を舵取りする，すなわち関係を用いて治療的効果を及ぼすということについては，基本的受容関係を誘い口として，関係を何段階にも展開して変化させていき，患者を患者自身にとって新鮮な関係性に誘い込んでいくようなイメージをもってもらえるといいかもしれない．

　関係の質が変調すると，必ず，世界観の変化，役割の変化，解釈の変化がついてくる．つまり，そこには認知の枠組みの変化が起こりうるということである．どんな手順でその変化にもっていくかに，医師の患者を診る目と，治療効果に結びつく精神療法の力量をみることができるだろう．

　最後に，病態によって，治療の流れの時期によって，治療関係を変化させていくことにも効用が認められることを述べた．治療関係にも，始まりから終わりまでの間に起承転結があり，終了間際には別れのために準備された関係の変質や設定というものがあっていいということである．

「よい耳」と「よい声」をもつこと

　精神療法の基本として，まず「傾聴」がいわれる。やはりこれは基本であろう。だがこれは，単に患者の音声＝言葉の字義に耳を傾けるということではない。音声ではなく「肉声」に聴き入ることなのである。サリヴァンは精神療法場面において大切なのは verbal ではなく vocal なものであるといっている。vocal なものとは，声のひびきやしらべ，そしてそれらによって醸し出されるしじまのことである。音声ではなく「肉声」なのである。精神療法は患者と治療者双方向のやりとりであるから，この「肉声」は治療者についても同様，いや患者の声よりも大切な要素なのであるが，それが強調されることはない。

　治療者が口を開くときには「肉声」で語らねばならない。治療者は自分自身の「肉声」のありよう，すなわちそれが面接場面の空間にどのように響き，どんな調べで流れ，それらが交錯していかなる沈黙を生んだか…といったことに細心の注意を払うべきである。なぜなら，言葉の意味はその言葉の字義それ自体ではなく「語り方」によっているからである。その「語り方」は「肉声」によっている。

　精神療法場面における言葉の交流は情報伝達の正確さを目的とした社会生活上のそれとは異なる。互いに発せられた言葉の字義的意味の正確さと的確な把握を目的としたものではないのである。字義的意味の伝達と理解であれば，潤いとふくらみをもった「肉声」でなくとも，乾いて干からびた音声でも十分であろう。人の発する言葉とは不思議なもので，それは単なる記号であると同時に，母の言葉は母そのものと感じられるように，身体の中まで染み入ってくる力をもっている。そうした言葉が「肉声」である。

　精神療法の症例検討や論文でもどかしいのは，やりとりされた言葉の字面＝字義的意味は理解できても，肉声がないために，その場の温度や湿度，気配やふくらみがわからないことである。筆者は駆け出しの頃（無論，研修医制度はなかったが），面接の一部始終を録音し（カセットテープといった），よく深夜に聞いた。そうすると，患者がどういうことを言ったのかがよくわかるのであるが，自分の語り方の重要さに気づいた。患者の言っている意味内容もさることながら，良かれ悪しかれ自分の声のありようのマズサに気づき，「これじゃダメだ」「なんであんな口調で言ったんだ」などと反省しきりであった。

　そうしているうちに，恩師の加藤正明先生からサリヴァンの言葉をお聞きし，一気に開けた気がした。治療者は「肉声」で語り，その声のひびきやしらべ，しじまに絶えず注意しないと…と。

　治療者は，「よき耳」とともに「よき声」をもつべきである。診察室で発する声と医局でアレコレ話しているときの声は同じではいけないのである。

（飯森眞喜雄）

CHAPTER1 面接を始める前の基本

3. 治療関係のつくり方

大野　裕

　治療関係が薬物療法や精神療法などの効果を高めることはよく知られている。そこで，本稿では，「みたて」や「かかわり」など，治療関係を構築するための具体的なポイントを紹介しながら，その治療的意義について論じることにしたい。

「みたて」の治療的意義

　精神科臨床で重要な意味をもっている「みたて」は，病気の診断だけでなく，患者を一人の人間として受け止め，理解しようとすることである。症状は患者の存在のごく一部である。患者は，社会の中で懸命に生きている一人の人間なのだ。その一人の人を手助けするためには，その人を一人の人間として理解して，はじめて可能になる。その人が抱えている悩みや症状，その症状の誘因や維持要因，その背景にある生まれ育ちなどを丁寧にみて手助けしなくてはならない。

　それと同時に，その人がもっている人間としての強みや長所，レジリエンスにも目を向ける必要がある。症状を和らげ悩みを軽くするには，悩み苦しんでいる人の力を利用するのが一番効果的である。患者の力を信頼する治療者の姿勢は，患者が自信を取り戻す契機になるし，臨床家に対する患者側の信頼感を高めることにもなる。

Ⓑ 「かかわり」の実際と治療的意義

1. 人としてきちんと患者に向き合う

　臨床家は，患者に人間的な関心をもち，あたたかい態度で接し，一方的に自分の考えを押しつけないように配慮する。患者の話にきちんと耳を傾け，患者の提案を治療に活かすように努める。時には，ユーモアのある言葉かけをして，その場をなごませる。臨床家とのこうした人間的なふれあいが治療の効果を高める。

　治療関係を築くためには，共感がなににも増して重要である。患者が「いつもその同僚の態度にはイライラさせられているのです。ひどいんですよ。それでつい声を荒げてしまって…」と言ったときには，「そこまでされたというのは，ずいぶん腹が立ったんですね」と共感しながら，「そのとき，どのような態度をとったのか，具体的に教えていただけますか」と具体的な話題を取り上げていくようにする。具体的な話題について話し合うのは，「いつも…なんです」「きまって…するんです」といった抽象的な話題では，話が深まっていかないからである。

　こうしたときに，臨床家は，強い高圧的な言い方をして患者を萎縮させてしまわないように注意しなくてはならない。患者が「この薬を飲むと眠くなるんです」と言ったとき，それは副作用に対する訴えである場合もあれば，薬に対する不信感を副作用を借りて訴えている場合もある。そのときに臨床家が，「この薬にはそうした副作用が少ないと言われています。薬は，きちんと飲むことが大事です」「薬で治療しているのに，飲まないとよくなりませんよ。どうしてそれがわからないのですか」と一方的に言ってしまうと，服薬に不安を感じていたとしても，患者はなにも言えなくなってしまう。

　人間関係では，力の差が関係性に影響を与える。力の関係では，強い立場の人間はさらに強くなりやすいし，弱い立場の人間はますます弱くなりやすい。臨床家は基本的に強い立場にあるので，つい患者に指示的な態度をとりやすく，そうすれば弱い立場の患者は言いたいことを言えなくなり，自信を

なくすことになる。それだけでなく，自分の立場や考えを無視されたように感じてしまい，安定した治療関係が結べなくなる。

　安定した治療関係を築くためには，患者の気持ちに共感しながら，患者と一緒に現実に目を向けて考えていく姿勢が重要になる。患者が服薬に抵抗感を示している場合の例を挙げる。

> あなたの状態は薬が役に立つと思います。ここで，薬を使うことについて話し合いたいのですが，いかがでしょうか？

　患者が繰り返し「いいえ」と答えなければならないような質問も避けるべきである。そのように答えることで，患者は自分の力のなさを実感したり，責められているように感じたりしやすくなる。一方，患者がポジティブな回答ができるような質問は患者の自己評価を高める。家に閉じこもりがちの患者に，「外に出るようにしていますか」ときくよりも別のきき方を考えたい。

> 外に出るために何か工夫できないか一緒に考えてみませんか？

　これは，患者の力を信じ，患者の主体性を育てる質問である。

2. 診療のペース配分や時間を適切に使う

　臨床家は，患者の話に耳を傾けるための物理的，そして心理的空間を用意しなくてはならない。物理的空間としては，一定の広さがあり，看護師などが頻繁に出入りすることのない落ち着いた雰囲気の部屋が望ましい。安心して話ができる心理的空間を作り出すためには，患者の状態にあったペースで診療を進めていく。患者が理解しているかどうかにかかわりなく話を進めたりどんどん話題を変えたりしないようにしなくてはならない。患者の理解度を判断しながら，大切な課題を取り上げ，その患者にあったスピードで診療を進めていく。

　診療の流れも，治療関係では重要な要素になる。診察のはじめに生活を振

り返って話題を決め，その話題に沿って話し合い，最後に診療内容をまとめるという診療の定型的な流れは，治療効果を高めるために有用である．

患者が現実的な問題に対処するのを比較的短期間で手助けするためには，診察で話し合う話題を診療の最初の段階で決めておくようにする．課題は，前回の診療以降の生活や出来事，そのときの気持ちや行動などをもとに，患者と相談して決める．まず，その回のセッション中に話し合ったほうがよい課題をいくつか選ぶ．それは，気力の低下や抑うつ気分，集中力低下などのうつ病の症状や，夫婦間の問題や仕事上の問題，子育て，経済的な問題など，さまざまである．そして，問題の優先順位を決めて，その診療で話題にする課題を一つか二つ決定する．

患者はいくつもの問題を話し合いたいと考えていて，課題を絞ることに抵抗感をもつ場合がある．そのようなときには，いくつもの問題を一度に処理することは難しく，かえって混乱することが多いために，一つ一つ丁寧に解決していくことが大事だということを患者に伝える．また，問題の解決法は共通していることが多いので，一つの問題に取り組んで解決のコツをつかむと，他の問題にも応用可能だと説明することも役に立つ．このように課題を絞って取り組む臨床家の姿勢は患者が問題を解決していくときのロールモデルにもなる．

診療の中では，決めた課題について話し合っていくが，話の途中でもっと重要な課題が出てきたときには，患者と話し合って課題を変えることもある．たとえば，自殺を考えているなど死に関連した話題，職場や家庭での深刻な問題，薬をきちんと飲まなかったり予約どおりに受診しなかったりするような治療の障害になるような問題は優先的に取り扱うようにする．

重要な問題を話し合っても内容が深まらないときには，患者と話し合って，別の視点からその課題に取り組むようにする．もっと他の課題について話し合ったほうがよいと判断したときには，そのことを患者に説明して，話題を変えるかどうか話し合う．一回の診療で話しきれないときには，引き続いて次の回にも話し合うことを提案することもある．

3. 患者と力を合わせて診療を進める

　臨床家は，診療の最初に，患者の希望や考えをきき，患者と話し合いながら治療の目標を決める。目標を共有できていれば，患者と臨床家が不必要に対立したり，治療の方向性がみえなくなったりすることが少なくなる。

　臨床家は，あたたかく共感的であるだけでなく，患者一人一人のニーズや希望に応じて，診療スキルを柔軟に使い分けていく。同時に，専門家として重要だと判断した治療方針を伝え守らなくてはならないこともある。その場合には，患者の気持ちを大切にしながら，きちんと臨床家としての判断を伝えていく。たとえば，服薬が必要だと臨床家が考えている患者が「相変わらず調子はよくありません。やはり薬は効かないようです」と訴えたときに，「それでも薬は飲まないとダメですよ」とか「そうですか，私には薬が効いてきているようにみえますよ」と言いきると，患者の考えを否定して臨床家の考えを押しつけることになる。そうしたときには，患者の気持ちに共感しながら，臨床家としての判断を提案した上で，患者の判断をきくようにする。

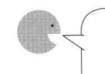

> そうなんですね。心配だと思いますが，薬はすぐには効きませんし，最初は変化に気づきにくいものです。副作用が出ていなければ，もう少し続けて飲んでいただいたほうがよいと思いますが，どうでしょう？

　臨床家は，診療の中で無意識的に患者を責めていることがあるので注意しなくてはならない。それでは治療関係が安定しないし，臨床家に限らず，私たちは「どうして…」とか「なぜ…」と質問することが多い。しかし，「どうして」ときかれると，相手は責められていると感じることが多い。はっきりと理由を理解できない自分を否定的にとらえやすいからである。しかも，私たちは子どもの頃「どうして」と言われるのは，一般に，親や教師から責められるときである。そのイメージがあるから，私たちは「どうして」と言われると身構えてしまう。

　精神疾患に苦しんでいる患者は「どうしてそのように考えたのですか」と

きかれると，自分の考えを批判されたように感じやすい。そうしたときには，「どうして」「なぜ」という表現を言い換えて，「そのように考えられた理由について教えていただけますか」「そのように考えられるようになったきっかけになる出来事がなにかあったのでしょうか」ときくと受け入れられやすい。

そうした質問に対して患者が，「とくに思い当たりません」と答えることもある。そうしたときにも，もしその話題が重要だと考えるのであれば，すぐに話題を変えるのではなくもう少しきくこともできるだろう。

> そのときのことを少し詳しく教えていただけますか？

さらに，家庭のこと，仕事のこと，それ以外の人間関係のことなど，いくつか話題を挙げながら説明してもらってもよいかもしれない。そうすることで，臨床家は，その話題が大切だと考えているということを伝えることもできる。

予定していたことができなかった患者に対して，「どうしてできなかったんですか」ときくと患者は責められたように感じる。「できてもできなくても，どちらでもいいですよ」と言うと，患者は自分の努力が認められなかったように感じる。そうしたときには，状況的に無理もない部分は認めるようにする。「どうしても人前で話そうとすると緊張してしまうんです。だからつい避けてしまって…」と言う患者には，「人前で話そうとすると緊張しますよね。私もそうです」と受容的に答えながらノーマライズした上で，提案するのである。

> そのときに具体的にどのようにすればよいか，対応方法を考えていきませんか？

4. 患者の考えや気持ちをきちんと理解し，その理解を患者に伝える

安定した治療関係を築くには，臨床家が，患者の話に十分に耳を傾ける。

患者が言葉で表現したことだけでなく、態度や雰囲気などにも気を配りながら、患者の気持ちや考えを理解するようにする。もちろん、言葉にならない気持ちを推測するのは困難であり、患者ができるだけ、自分の気持ちや考えを言葉に出せるように配慮する。患者の話に耳を傾けた上で、自分が理解したことを自分の言葉で患者に伝え、力を合わせて患者が直面している問題への対応策を考えていく。臨床家が、自分の考えや理論にとらわれて、一方的に治療を進めていくようでは、治療の成果はあまり期待できない。もちろん、共感は常に重要である。

> それは大変でしたね。

一例を挙げてみよう。患者が前回の診療で約束したことができなかったときに、臨床家が「前回、いろいろと話し合って、ご主人に話してみようということになりましたね。でも話せなかったというのは、なにか理由があったのでしょうか」ときいたとする。それに対して、患者が「ええ、忙しくてできなかったんです。家事がたまっていましたし、PTAの会合もありました。お中元を送りに行ったり、…それに子どもが熱を出したんです。疲れてしまって。夫が帰宅する頃には話をするエネルギーが残っていなかったんです」と答える。

そのときには、約束したことが守れなかったことを責めるのではなく、「それは大変でしたね」とまず患者の気持ちを理解し伝えるようにする。これが共感である。そしてそれに続けて、「それだけすることが多いと、どんなに元気な人でも疲れると思います」と患者の体験をノーマライズしつつ、「少し、生活の計画の立て方について話し合ってみるのはどうでしょうか」と提案するのである。

共感は、可能な限り、言いきりの形で行う。「こんな大変なことがあったんです」と言っている患者に、「それはつらかったですね」と言いきりにするほうが、共感が伝わりやすいからである。そうしたときに「つらかったですか」ときくと「当たり前でしょう」と返答をされ、結局臨床家にもわかってもら

えないという気持ちになる可能性があるので注意が必要である。

　患者を褒めることも大事である。患者ができたこと，できていることを適切に褒めることができると，患者は自信をもてるようになるし，治療関係にも良い影響を与える。しかし，話がよくわからないのに「わかりました。とても上手に話していただけました」と根拠もなく褒めるのは逆効果である。そのようなときには，率直に「こうしたことを説明するのは難しいですね。それでもなんとか言葉にしようと，よく頑張っていただけて嬉しく思いました」と具体的に頑張りを褒めるようにする。

　同様に，患者の気持ちを無視してまで良いこと探しをするのは逆効果である。患者ができていないと言っているとき，なにかできたことを探そうとする臨床家がいる。それ自体は大切なことだが，患者の気持ちや考えを無視して良い面を取り上げると，患者はわかってもらえていないと考えるようになる。

　「気分がふさぎ込んで，食事の準備くらいしかできていないんです」と患者が言っているときに，「気分がふさぎ込んでいるのに食事の準備ができているのは素晴らしいじゃないですか」と褒めたとしても，患者は自分のつらさがわかってもらえていないと考えて，「でも…」と口ごもってしまうだろう。このように，「でも」とか「しかし」という言葉が患者の口から出るときは，気持ちに寄り添えていない可能性がある。また，臨床家が「でも，家事ができているんでしょう」と「でも」を使うことがあるが，こうしたときには臨床家が患者の気持ちを無視して自分の考えを押しつけている可能性が高いので，注意が必要である。一方，「たしかに」とか「そうですね」といった同意するような言葉や態度が患者から出る場合は，臨床家が患者に寄り添えていると考えることができる。

　患者に寄り添うためには，「不安なのに薬を飲もうと考えられたのはよかったと思います。飲んでごらんになっていかがでしたか」「気分が沈んでいても家事ができたのは私にはよかったように思えますが，あなたはどのように考えていらっしゃいますか」と，患者が頑張ってすることができたことを臨床家が認識しているということを伝えながら，それに対する患者の気持

ちや考えをきいてみるようにする。つまり，後述するようにフィードバックを求めるのである。こうした双方的な会話が，良好な治療関係を築くために有用なのである。

5. 患者の気づきを助ける質問をし，患者からのフィードバックを求める

　私たちは誰でも，他の人からいくら良い話をされても，いくら説得されても，自分で納得できなければこころの中に残らない。患者も同じである。臨床家が一方的に患者の問題を決めつけたり，アドバイスをすると，患者のもっている力を否定することになったり，臨床家の考えを押しつけたりすることになっている可能性がある。患者自身が新しい見方や考え方に気づけるように導いていくような質問をすることが大事である。

　臨床家が一方的に説得するのではなく，患者が体験を通して理解したり問題を解決したりできるように，手助けするのである。患者が思い込みのために可能性を狭めていることはないか，いまの行動が問題を解決するのに役立っているのか，いま体験していることを現実以上に大きな問題だと考えていないか，周囲からの支援や将来の可能性を否定的に考えすぎていないか，など患者が考えている問題を実生活の体験を通して修正していけるように手助けしていく。

　臨床家は，患者の気持ちや考え，そして解決すべき問題を専門的に理解して診療を進める必要があるが，その理解が必ずしもすべて当たっているとは限らない。効果的に治療を進めるためには，治療者が，前述したような自分の「みたて」をきちんと患者に説明して，患者の考えに耳を傾け，お互いの考えを理解し合って治療を進めるようにする。そのために，診療の中で治療者が自分の理解を患者に伝えて患者の意見をきいたりするなど，相互交流の中で力を合わせて治療を進められるように配慮する。それによって，患者は自分のことを臨床家が信頼していると感じることができるからである。

　一般に，患者は主治医に対する不満を口にしにくいものである。したがって，患者が自分の気持ちや考えを十分に表現できるように配慮して，意識的に患者からフィードバックをとるようにしていかなくてはならない。つま

り，診療の途中で「私は，…と考えたのですが，それでよいでしょうか」と折々に尋ねたり，診察の最後に「今日は…について話して…ということがわかりました。そのような理解でよろしいでしょうか」と確認したり，「なにか気になっていらっしゃることや，もう少しお話になりたいこと，疑問に思っていらっしゃることはないでしょうか」ときくようにする。

> このような理解でよろしいですか？

　フィードバックとの関係では，臨床家がよく使う「わかりました」という表現は要注意である。これが，患者の伝えたいことをわかっての場合であればよいが，「わかりました」と言いきることが，患者のそれ以上の発言を止めてしまっていることが多い。したがって，こうした表現は避けるほうが好ましいし，言うにしても「…ということがわかりました」と理由を添えた上で，「このような理解でよろしいですか」とフィードバックをもらうようにすべきである。そのようにきかれると，患者は自分の力が認められ尊重されているように感じ，それがより良い治療関係の構築につながってくる。

Ⓒ まとめ

　本稿では，精神科臨床における治療関係のつくり方とその意義について述べた。DVDなどの映像やエクササイズ，スーパービジョンなど，さまざまな実践的な方法を使ってこうしたスキルを習得する必要がある。

4. 治療設定の方法

藤山直樹

A 治療設定とは何か

　精神科医として患者との治療関係を構築しようとしたとき，基本的には患者と精神科医の一対一の交流が繰り広げられる．重要なことは，その二人が単なる一個人どうしとして交流しているのではないということである．二人は，患者と精神科医という立場で，医療という社会的実践の枠組み，役割構造の中で交流しているのである．

　この世の中のどのような対人関係も，まったくむきだしの一対一の関係として存在することは不可能であり，その背景になんらかの社会的文脈が存在し，それに規定されて展開する．治療設定とは，そうした役割構造，社会的文脈を具現したものであり，患者と精神科医の交流の様式である．

　患者と精神科医というあいだにある役割構造はどのようなものだろうか．それは，端的に言えば，こころの問題について医学的な援助を必要としている個人である患者と，専門的な知識と訓練とを背景にある種のオーソリティとして患者を援助する専門家としての精神科医というものである．患者は人生の質を揺るがしかねない個人的な困難を抱えている．精神科医はその患者を，医師という資格を背景に精神医学という学問体系に準拠して援助しようとする．それは職業的な援助であり，金銭の授受を伴う契約的な人間関係である．もちろん，こういうことを，患者も精神科医も会うたびにいちいち意識するわけではないが，この役割構造は二人のあいだの交流過程の暗黙の基盤となっている．

　臨床状況における対人過程を治療に生かすためには，この役割構造を十分に認識し，それを尊重することが必要である．その役割構造からの逸脱は臨床的援助を困難にするだけでなく，倫理的な問題を生み出し，多くの場合患

者を傷つけることになる。この役割構造を具体的現実的に表現したものが治療設定である。すなわち，役割構造を維持した適切な交流を実現するために重要なことは，治療設定に対する意識を精神科医が十分に保持することなのである。

治療設定とは具体的にどのようなことだろうか。それは患者と精神科医がどのような空間的時間的対人的枠組みで交流をするのか，ということである。すなわち，時間的，空間的，社会的な設定である。

どのような人間関係でも，たとえば家庭教師であれ，法律相談であれ，友人関係であれ，その設定，すなわち，二人がどのような場所で会うのか，一回どれだけの時間会うのか，どの程度の頻度で会うのか，というようなことに，交流の展開が左右されることは当然のことである。精神科臨床にとって，患者と精神科医の交流の質は，臨床サービスの質に大きな影響を与えるのであるから，精神科医は，治療設定の意義を十分理解し，設定という容れ物が交流過程という中身におよぼす影響を考慮し，より適切な交流のためにふさわしい治療設定を提供することができなければならない。

Ⓑ 設定供給の責任

社会の多くの人間関係であれば，交流の進展につれて設定は流動的に変化する。たとえば，友人関係であれば，仲良くなれば会う頻度が頻繁になったり，時間が長くなったりするだろうし，異性の付き合いであれば，男性が払っていた食事代をある時期から割り勘にするというようなこともあろう。つまり，設定が交流過程に影響を与えるだけでなく，交流過程が設定に影響を与え，その二つは暗黙のうちに相互依存的に決定されるのである。

しかし，職業的契約的にサービスを提供する人間関係においては，通常，どのような営みにおいても，設定は専門家の側，サービスを提供する側，料金を受け取る側がしつらえるものである。弁護士であろうと，通常の商店であろうと，ホテルであろうとそうである。それと同様，精神科臨床における設定は，精神科医が臨床というサービスの目的にかなうように専門的判断の

もとに考案して供給するものであり，患者が立案するものではないし，交流の展開の中から自生的に決定されるものでもない．このことはごく自明なことであるが，ともすると意識されないことになりがちである．

　たとえば，次の診察日について，この次の外来はいついらっしゃいますか，と患者におうかがいを立てることは原則的に間違っている．患者の状態，治療目標，現在の治療状況などを総合的に考えて，適切な来院間隔を判断して提案する責任は精神科医にある．そうした判断は高度に専門的な判断であり，それを患者が代わって行うことは不可能である．もちろん，患者のさまざまな都合を臨床的な必要性を損なわない限りで考慮することは当然であるし，患者には精神科医の提案を拒む権利もある．だが，まずなによりも，精神科医が通院間隔という設定の重要な要素を責任をもって判断し，供給しなければならないのである．

　一般的に言って，いったん交流が動き出すと，二人の人間の関与する交流過程の展開を精神科医がコントロールすることは原理的に難しい．しかし，設定は精神科医が考えて供給することができる．その面で，精神科医が設定について意識的になることは，実践にとってきわめて重要なのである．

C 時間的な設定

　外的な設定の中でも，きわめて臨床的に意義が大きく，精神科医の意識にのぼりやすいのが時間的設定である．定期的であるか不定期であるか，予約制度があるかないか，診察の頻度や一回の診察時間を明示的にするかどうか，どの程度の頻度で診察するか，一回の診察をどの程度の長さにするか．こうしたことはきわめて重要であり，精神科医にはこうしたことを絶えず意識的に判断することが求められている．

　一般にこころが揺すぶられるような面接，より専門的な内面的で患者のパーソナリティそのものを動かそうとする治療が計画される場合，時間的設定は明示的で固定的なものにすることが多く，浅く現実的で症状志向的な治療であれば非明示的で流動的な時間設定が用いられやすい．また患者の状態

がいわゆる急性期であれば，長時間の診察には耐えられないであろうが，状態が転変しやすいので頻回の診察が必要だろう。パーソナリティによっては，長く面接することに刺激されて，依存的になったり攻撃的になったりしやすい患者もいるが，同じ患者があまりにも診察が短いとそれを剥奪的に体験してさらに混乱することもありうる。設定供給にはデリケートな判断が要求される。

　より具体的に言えば，たとえば急性の精神病状態では，パーソナリティに深く入るような治療が計画されておらず，きわめて消耗しやすい状態であるので，あまり固定的に設定を決めず，一回の時間を短くし，頻度を高めることがよいだろう。境界性パーソナリティ障害をもつ患者では，一回の診察時間を固定し，規則的で頻回な診察を設定したほうが患者を安定させやすいが，そこで生じる強い情動を治療的に利用する積極的な方略をもたないのであれば，一回の時間はあまり長くしないほうがよいだろう。慢性期の統合失調症患者には，頻度を低くし一回の時間を短くするほうが，一応は安定している患者の内界を揺すぶらず，淡いが安定した関係を維持するのに適しているだろう。精神分析や力動的精神療法，認知行動療法のような，その患者の病理やパーソナリティ自体を変化させようとするタイプの治療では，よりタイトで計画的な設定，長時間の設定が用いられる。

　また診察について予約制を導入することは，交流の性質に大きな影響を与える。ここでは外来の場合で考えてみよう。予約制にするということは，予約リストが存在することを意味する。精神科医は来院しなかった患者を意識することになるし，患者も都合で来院しない場合キャンセルの連絡をする義務を負うので，医師のことを意識せざるをえない。予約があることによって，関係はより密なものになるのである。また予約制にしておけば，患者の待ち時間を短縮できるというメリットがある。

　ただ予約制も，あまりにタイトにして，患者一人一人の診察時間を明確に決めてしまうと，一般外来でのさまざまな流動的状況に対処しきれなくなることが多い。たとえば，10分の枠に1人ずつ予約を入れるよりも，30分の枠に3人の予約を入れるというようなゆるい予約制度のほうが実用的であるか

もしれない。

　予約にしろ，患者の面接時間を一回何分というように決めて伝えるにしろ，患者と時間についての取り決めをした場合，それは守らねばならない。精神科医が約束の時間に遅れたり，取り決めたことを恣意的に変えたりすることは原則的にしてはならない。約束は患者だけでなく，精神科医も縛るのである。患者によってはその取り決めにもかかわらず時間を延長しようと粘ったりすることもあるだろうが，できるだけそれを許容せず，きちんと約束を守るように患者を励ますべきである。そのとき患者は抵抗するかもしれないが，結局はそのほうが医療や精神科医に対する信頼を生みやすい。このことは患者の幼児的な部分，破壊的な部分に屈しないことが患者を支えるのだと言い換えることができるだろう。

D 空間的な設定

　基本的に精神医学的面接は，うるさくない，落ち着いた雰囲気の，閉じた部屋で行われるべきである。そういう状況がないと，患者は自分のプライベートな事柄やパーソナルな気持ちを開示することは難しい。病棟などで，ベッドサイドで診察することもあるだろうが，そこでは通常，患者の状態の把握ができるだけであり，患者の治療方針にかかわるデリケートな事柄や患者のプライバシーに属することは他の患者がきいていることが考えられる状況でやりとりするべきではないだろう。ベッドサイドでできることと診察室でできることの違いを意識することが重要である。ベッドサイドでは患者の人生の歴史やパーソナルな気持ちを聞き出すことはまず不可能であると考えたほうがよい。

　また精神医学的な面接においては，椅子と椅子の距離，二人のあいだに机やテーブルを置くのか，椅子と椅子とのなす角度といったことも重要になる。患者の椅子には背もたれ，できれば肘掛けも備わっていることが，ゆっくり気持ちを受け取るための前提として必要である。このようなことは一概にどうすればいいのか，とは言えないが，そうしたことの交流に対する影響

を敏感に感じ取って，その患者の治療にとって最適な交流を構築するためにどうしたらよいのかを精神科医は絶えず検討すべきである．

　昨今は，電子カルテの普及によって，ほとんど精神科医が患者と向き合って話すことがなく，ひたすらモニターの画面をみている，というような状況もよく見聞きする．そうした設定で患者の話をきくことは，患者にとって，きわめて非人間的な処遇をされているという気持ちをかきたてやすく，十分な交流がもてないことにつながりやすいことには留意が必要である．

E　社会的な設定

　治療設定のうち，患者と精神科医の役割構造を最も具体的に表現している部分が社会的設定であるだろう．つまり，精神科医が実践についての専門家であって，それを職業として生計を立てていること，一方，患者が自分の人生の幸福を期待して，自分が受けたサービスに対して料金を払うことがそれである．

　いまの日本の医療の大部分は健康保険によってまかなわれているので，この料金という明示された設定はいくぶん意識にのぼりにくい．料金のかなりの部分を保険組合が支払っているために，精神科医は患者が自分の専門的サービスの買い手であり，自らの生計を支えてくれている存在であるということを忘れがちである．しかし，料金というものが交流にもたらす影響は，たとえ一部でも自己負担している患者とさまざまな公的扶助によってまったく料金を支払っていない患者との交流を比較してみると明確になるだろう．

　職業的役割構造の維持と，患者の治療への主体的参加の意思を明確にするという意味で，正当な理由がないのに特定の患者を無料もしくは値引きした料金で診療することは避けねばならない．不当に安すぎる料金は，患者の人間としての尊厳を傷つけ，自分が自分の人生の主人としてこの世を生きていくという気持ちを損ねることになりかねないし，治療から早く離れようという健康な動機づけを障害して治療の長期化や永続化を招く可能性がある．

　一方，精神科医は明示的に定められた料金以外は原則的に受け取るべきで

ない。勤務医の場合，患者との医療契約の主体になっているのはその医療機関であり，医師個人が金品を受け取ることは妥当ではない。通常，治療初期や治療の最中の金品の贈与は，患者の医師に特別な便宜を図ってもらう意図が秘められている。それを受け取ることは，精神科医に大きな負担となり，専門家としての判断をゆがめてしまうことも十分ありうる。

いずれにせよ，精神科医は明示的に役割規定された職業人として患者にかかわる。患者とのあいだに，臨床的な関係以外の関係をもつことは原則的に禁忌である。すなわち，二重関係を避けねばならない。

具体的に言えば，臨床以外の対人関係をもってはならないのである。たとえば，患者と恋愛関係を発展させること，患者と社交的な友人関係を発展させること，患者の商取引の顧客となること（不動産屋の患者から物件を斡旋仲介してもらうといったこと）は避けねばならない。もともと友人であったり，社交的な関係にあったりする人物を患者として引き受けることも避けるべきである。まして，自分にとってきわめて親密な関係にある人物，たとえば自分の家族を患者にして向精神薬を与えるようなことは避けねばならない。

また，専門家として，自分の訓練や専門性を開示するように患者に望まれたらそうすべきである。自分が専門医になるまでの訓練について，患者から開示されることを望まれたら明確に情報を与える義務があると考えるべきである。また，精神科医は仕事の上で患者のプライバシーを知る必要があるが，それはあくまで患者の臨床的利益のためであることに留意せねばならない。そうした情報を自分の個人的興味や利益のために引き出したり，ましてそれを事例検討などで必要な場合を除いて治療以外の状況で利用したりすることは許されない。またそうした仕事の必要から，閉じた密室的空間で患者と一対一になることになるが，第三者の介在のない場合，身体的接触は慎重に避けられることが原則である。

一方，患者が治療者側のプライバシーを知りたがる場合もあるが，それを教えることも可能な限り避けるべきである。血液型や出身地や学歴などに対する非現実的な偏見を患者がもっていることもあり，その開示によって治療関係が大きく揺るがされることもある。また，医師のプライバシーを知った

ことで，自分がその医師にとって特別な患者になったという空想をもつことにつながり，治療の障害になることもある．医師の個人的なことは話さないことになっている，という形で応対すべきであろう．インターネットの普及により，想像以上に医師の個人情報が患者に伝わりやすい状況がある．ソーシャルネットワークサービスを利用するときなどには，とくに注意が必要である．

F 設定についてのマネジメント

　治療設定について意識することは，交流の内容を意識することより，より客観的であるのでたやすいといえる．注意しなければならないことは，治療者が治療設定を変更した場合，治療的交流や治療関係に影響が確実に出るということであり，そうした変更は，患者との治療関係が膠着してきたり，困難をはらんだりした場合，たやすく行われやすいということである．

　大規模な変更としては，外来設定から入院設定への変更というようなこともありうるし，面接頻度を増やしたりするようなこともあるだろう．だが，重要なことは，治療の膠着や困難に際して，まず設定を変えないで治療の中身を変化させることや交流のありかたを考え直して患者にはたらきかけることで事態を打開できないかを検討することである．

　もちろん，治療設定を変えねばならないこともある．臨床上の必要性のみならず，患者の生活状況の変化，医師側の勤務状況の変化などで，そうしたことが起きることは避けられない．忘れてはならないのは，治療設定を変更した場合には，患者にそのことによってさまざまな情緒的な反応が生じることである．それがすぐにあからさまになる場合もあれば，その後の治療関係の展開に暗黙のうちに影響するということもある．治療設定の変更が患者との治療関係やひいては病状にも影響を与えうるということを前提としておくことが，きわめて重要である．そしてその影響については，多くの場合，治療設定の変化と関連づけて話題にすることが事態をよいほうに向かわせることに役立つ．

そのような場合も，治療設定変更についての判断をしたのが医療側であることを前提として話をすること，専門家としての責任をとる態度が，患者を支え，治療関係を維持することに役立つことも忘れてはならない。

Ⓖ まとめ

　治療設定についての意識と感覚は，より専門的な精神療法，たとえば力動的精神療法や認知行動療法などの訓練を積むことによって向上する。一般的な精神科臨床の背景となる治療関係の維持と構築のスキルの向上に，専門的な精神療法の訓練が貢献するという一般的事実は，ここでも正しいのである。

コラム

真夏のできごと

　研修医になったのは1978年，ずいぶん昔だ。他の科で仕事をした経験はない。私は医者になったというより，精神科医になったという意識をもっている。

　卒業した大学の精神科は大学紛争の余波で，1990年代になるまで分裂していた。具体的に言えば，医者は「外来」か「病棟」に所属し，双方は絶えず，ときに物理的に衝突していた。不思議な時代だった。私は呑気に，より過激でなさそうだと思って「外来」に所属した。

　毎日初診の予診をとり，上級医の初診に陪席し，予診した患者の過半数を自分の外来患者として引き受ける。それが主な研修であった。6月に研修開始して翌年になった頃には，50人程度の外来患者の主治医になっていた。今考えると恐ろしい話だ。例外的事態すぎて，若い人の参考にはならない。ただ，ひとりひとりの患者が次回に来るのか，次回までもつのかと気を揉む外来臨床から出発したことは，いまの私に大きな痕跡を残している。

　病棟経験は週2日と1泊勤務する単科の病院で積むしかなかった。私は男子病棟にいた。そこは家庭内暴力の思春期例と30年入院しっぱなしのスキゾフレニア患者とが同居する病棟だった。そこで過ごした4年間に付き合った患者のフルネームも病像も処方内容も，私は克明に覚えている。

　シンナー嗜癖で隔離室からなかなか出せない，境界知能の若い男性がいた。隔離室から出すと病棟で暴れるのでまた隔離，退院するとすぐにシンナーに手をつけるのでまた入院，そうしたことを彼は繰り返していた。勤務日には夕暮れの隔離室の冷たい床に腰を下ろして，彼と話したものだった。

　ある日彼が，シンナーをやめる，隠してあるシンナーを先生の目の前で捨てたい，と殊勝なことを言い始めた。最初は真に受けていなかったが，何週間かするうちにこれは本気だと私は感じた。真夏の晴れわたった午後，彼と男性看護師と私の3人は自転車に乗って，彼の家の近くの竹藪をめざした。そこにシンナーを2缶隠してあるというのである。北関東の田舎である。私は病院のごく周辺しか土地鑑はなく，見知らぬ田園を3人でサイクリングしている気分だった。

　にわかに空が真っ黒になった。大粒の雨が叩きつけてきた。ものすごい夕立だ。やにわに患者が全速力で私たちから離れた。脱院しようというのだ。必死で追いかけた。若い看護師は彼についていけたが，私には無理だった。みるみる離されて私は驟雨のなかにひとりぼっちになった。ずぶ濡れになって漕ぎ続けた。

　雨はしばらくするとやんだ。私は北関東の畑のまんなかに，ひとりずぶ濡れで立ち尽くしているのだった。今と違って携帯電話などない。むっとする濃厚な湿気のなかで，私はとにかくどこか電話のある場所を探すしかないと思いながら，木々の葉先にたまる雨水の動きをみつめていた。

　俺って馬鹿だなあ。臨床というものは，理不尽で，何とも変なものだなあ。そんなことを考えながら笑いがこみ上げてくるのを感じていた。その体験は，おそらく，何か自分のその後の臨床の感覚の基底を形作るもののひとつだった気がするのである。

　　　　　　　　　　　　　　　　　　　　　　　　　　　　（藤山直樹）

CHAPTER 1　面接を始める前の基本

5. 家族への対応

中村伸一

　家族への対応を述べる前に，「家族とはなにか」をまずは考えてみたい。その理由は，一般の精神医学の教科書では，患者の治療にとって重要な家族の機能についてほとんど述べられていないからである。

　多くの家族は血縁関係のない男女の婚姻によって始まり，子をもうけ，その子が成長し，さらに新しい家族を形成するという連続的な営みを有する。ヒトの夫婦（男女）は多くの哺乳類と違って，子どもの誕生の後，しばらくは子どもと生活を共にする。乳児，幼児，児童といった年齢までは，親もしくは一定の養育者が密に「育児」にたずさわらなければ，子どもは人間社会に適応してゆくための身体的・情緒的資質を獲得できない。乳児や幼児では，多くがその母親が「育児」の重要な役割を担うことになるが，しかしながら，その母親をサポートする父親やさらには子どもからすると祖父母の協力も見逃せない。

　時に，子どもやさらには成人に至っても個人が症状や問題行動を呈すると，その原因を乳幼児期の「育児」の責任にまでさかのぼり，この頃の育児の大半を担ってきた母親の「育児」にのみ焦点づけしてしまう治療者がいるが，このような古典的ともいえる視点は偏狭なものである。よしんば母親が「育児」の大半を担っていたにしても，それをサポートできなかった父親やその他の重要な他者からの子どもの「養育」にまつわる影響を無視しては，現実としての養育環境を把握しているとはいえない。たとえば「分離不安障害」や「愛着障害」は，主な養育者である「母親のせい」だけで生じるわけではない。

　すでに婉曲にふれたが，家族には生まれた子どもを社会的に「自立」した個人として送り出す機能も期待されている。筆者のいう「自立」とは経済的・心理（情緒）的・物理的に独り立ちすることである。すなわち家族はそこに

生まれた個人を社会に送り出すための，個人と社会をつなぐいわば「橋渡し機能」をもっていなければならない。精神科ではとりわけ心理的もしくは情緒的自立の遅れや困難で症状や問題行動を呈してやってくる個人やその家族も多い。文字どおりその典型が「ひきこもり」である。ひきこもりの精神医学的背景にはさまざまなものがあるが，この家族にあるべき「橋渡し機能」が，患者固有の障害やそれに対応できる社会的資源を家族が見いだせないままでいることによることが圧倒的に多い。

また，家族が診療場面に現れる場合とは，必ずしも患者の親が現れることとは限らない。夫のことで妻が，妻のことで夫が現れることもある。

さらには子が親のことで現れる場合もある。たとえば，妄想性障害が疑われる母親のことで内緒で子が来院することもあるし，親の認知症を疑って子が親を伴って現れることもある。

これらの場合は，子の問題ではないので前述した過去の「育児」にその遠因を探す必要はないが，主に同居家族という単位における家族・夫婦関係をアセスメントすることがその後の診療方針もしくは介入の決め手となる。

A 「羅生門効果（Rashomon effect）」について

黒沢明の1950年製作の映画「羅生門」（原作は芥川龍之介の「藪の中」といわれている）が1951年，ヴェネツィア国際映画祭グランプリを受賞し，日本映画が世界に知られるようになった。ストーリーは平安時代，同じ時刻に同じ場所で起きた殺害事件に4人（うち1人は死者の霊）の証言でつづられる。同じ事件に遭遇した者たちでも語り部が異なるといかに「真実」が「藪の中」に入っていくかを示した映画である。日本に先駆けて海外では，この現象はRashomon effectと名づけられ，広く文学，心理学，科学の中に浸透していった。数ある心理療法の中でも，とりわけ家族療法や夫婦療法ではこの羅生門効果について敏感である。たとえば4人家族がいるとして，その家族に起きたある事態についての言説は四人四様の語りがなされ，4人ともが自分の語りが「真実」であると主張する。

治療者は，ひとまずこれら4人の家族員の語るそれぞれの真実を，Aの語る「真実」，Bの語る「真実」，Cの語る「真実」，そしてDの語る「真実」というように括弧づけで4人の話を否定せず聞き届けることが重要である。
　ところで精神分析でいう「心的現実（psychic reality）」も同義と見なされよう。しかし，精神分析やその他の個人療法では，患者からの「真実」しかきかず，かつその「真実」をもとに患者を変化させようとする。羅生門に戻って来たたった一人の話だけから，それを「心的現実」として事件を究明しようとする。
　一方，家族療法や夫婦療法では，これらの複数の「真実」の聞き届けを十分にした上でなぜ異なった真実が生成されたのかを家族とともに説き明かしてゆこうとする。時に家族や夫婦はこれらの「真実」を巡って激しい攻防を展開したりする。また，お互いの「真実」が，衝突したり，妥協を求めたりしながら，微妙に変化してゆくプロセスも生じる。治療者はこの「押し合い圧し合い」が続く「真実」の探求プロセスに，余裕をもって細かく観察しながら連れ添えるようにしたい。

Ⓑ 外来での対応

　ここではとりわけ家族・夫婦への対応について述べてみたい。CHAPTER 2.1「初回面接の動機づけ」で筆者が述べた成人および思春期・青年期の「動機づけの低い患者」や「動機づけのあいまいな患者」，小児・児童患者，さらには「患者であろうと推定される者が来ない」場合の初回面接の要諦を参照しながら読み進めてほしい。
　冒頭で「家族とはなにか」ということを述べたが，この「家族」という特殊な集団の歴史と機能をまずは思い起こしてほしい。来院家族が患者の親である場合，当然のことながら患者との情緒的絆は深く太い。まさに，このことが来院時の患者含めた家族の関係を「緊張をはらんで静か」にみせたり，「激しい葛藤的な関係」が医師の目の前で展開されたり，「無力な患者と患者への極度の不安や不満を治療者に訴える親」という関係にみえたり，「患者が

親を潜在的/顕在的に支配しているようにみえる関係」「なんら情緒的な結びつきが感じられないようにみえる家族」「無関心な親とひねくれた患者」「あきれ返った親とそれを無視する患者」「患者に内緒で不安を抱えて来院する家族」「患者の暴力のために負傷したり，疲弊してくる家族」などなど百人百様に同じく，「百家百様」の様相を呈する。まさに，とりわけ初回面接は，「家族ドラマ」を直に観覧できる絶好の場である。

　また，短時間の面接であっても，家族同席面接と患者のみとの面接での患者の態度や様子の変化に目を見張るものがある事例も稀ではない。とりわけ思春期や青年期にある患者の場合はそうである。なぜそうなのか。それは前述したように「家族と患者の情緒的絆が深く太い」ために患者が強い葛藤状態を家族との間にもっているからである。

　しかし，面接が単に「家族ドラマ」の観覧に終わったのでは身も蓋もない。だからといって目の前で展開されるぶつかり合い（殴り合いでも始まれば別だが）に不安を抱きすぐさま仲裁に入ったりするのもよくない。家族と患者の関係を冷静にアセスメントする余裕がほしい。経験をたくさん積むと「傍目八目」の視点が養われ，「次の一手」も余裕をもって考えられるが，研修医ではそうもいかないのが現実だろう。とりわけ柔和で目立ったもめごとのない家庭に育った研修医であれば激しい「家族ドラマ」にうろたえるのももっともなことである。しかし，精神的な症状や問題行動を示す患者の家庭では，家族内の潜在的/顕在的葛藤の強度は強いのが一般的である。これを「崩壊家族」や「情のない家族」と見なしてはならない。逆にこの目の前で展開されている家族関係の由来は，再三指摘するように「家族と患者の情緒的絆が深くて太い」ためである。

　では，どのような姿勢で臨むのが無難かについてその要点を述べてみる。まずは，最も医師に訴え援助を求めてくる家族員（患者を含む）の話を優先して「聴く姿勢を示す」。「聴く姿勢を示す」とは，訴えの内容に深く同意するのとは違い，「初回面接」の項でも述べたが，相手の目を見て，「ほどよい共感」（深く同情を示すわけでもなく，かつ事務的に受け止めるのでもないその中間の意）をもって聴くのが大切である。ただし，その間の他の家族の様

子も観察し，常に家族全体の関係性についてアセスメントしようする。医師に向かって訴えている家族員に対して他の家族員は，その訴えに賛成なのか反対なのか，卑下し無視しているのかなどなど察する努力を怠りなくする。はじめは大変だが慣れればさして大変なことではない。

その後は，医師の観察が妥当なものであったのかを個々の家族員になんらかの質問を投げかけることで確認する。

> ○○さんはこう言っていますが，△△さんは聞いていてどうですか？

それが，相変わらず激しいものであったなら若干制して「×××と思われていることはよくわかりました」と穏やかに返し，それに続く発言を制する。もしも，すぐには返答できないようであれば「うまく言えないという感じですか？」といった言葉を添える。そうこうして皆の関係が，症状や問題行動を巡って"おおよそこうであるようにみえる"といったフィードバックをしつつ，面接を進めたりする。

こうした過程を経て，今後の外来面接での面接構造を次第に決めてゆく。面接構造とは具体的には，患者個人との面接（診察）を中心に進めていくか，常に付き添ってきた家族を同席させるか，臨機応変に患者のみの面接と付き添ってきた家族との同席面接を合わせて行うか，あるいは医師が特定の家族員の同席を常に要請するか，といった選択肢がある。さらには「初回面接」の中でふれた「患者であろうと推定される者が来ない初回面接」の場合のような対応も必要になる。

1. 患者とその配偶者が来院した場合

さらに患者とその配偶者などが来院している場合はどうだろうか。この場合は，まずは同席で面接を始めたい。ここでも重要なのは診断ばかりではなく，夫婦関係の観察（アセスメント）である。配偶者がついてくる場合には**表1**に示すような場合がある。

いずれにしても患者の症状や問題行動に対して配偶者がどのような姿勢で

表1　配偶者が精神科面接に付き添う理由

① 患者の病識が乏しい場合（例：統合失調症，うつ病，アルコール依存症，認知症，発達障害，重症強迫性障害など）
② 患者が精神科受診を逡巡している場合（例：解離性障害，身体表現性障害，うつ病，強迫性障害，認知症，境界性パーソナリティ障害，統合失調症など）
③ 患者一人では来院できない場合（例：社交不安障害，強迫性障害，身体表現性障害など）
④ 患者の症状が配偶者の行動により影響を受けている場合（例：強度の夫婦間葛藤によりどちらかが症状を呈している場合，夫（妻）の浮気による妻（夫）のうつ状態や身体表現性障害など）
⑤ 暴力，自傷行為，自殺念慮，自殺未遂

臨んでいるかは，その後の治療に与える影響がきわめて大きい。医師は同席面接で配偶者が付き添ってきた理由をきき，その理由が患者にとって腑に落ちるものであるかを確かめる。上に掲げた状況のそれぞれにおいて患者の反応は，肯定的，否定的，困惑，怒り，無関心，無視などさまざまであるが，これらを通して治療者は冷静に夫婦の関係性をアセスメントする。診断面接も同席で行い補助的な情報を配偶者から得ることも重要である。ただし，配偶者からの陳述にも「羅生門効果」が入っていることを忘れてはならない。

患者が単独で医師と話したいと申し出たり，医師が患者単独でも話せると判断したなら，患者との単独面接を行う。ここでは，なぜ単独面接を望んだのか，さらには配偶者の影響なしに患者の主張や夫婦間葛藤の様子，そして患者の述べるその原因を聴取する。

筆者がとりわけ夫婦同席での継続面接が重要と思われるのは，どちらか一方（とりわけ妻）がうつ病もしくはうつ状態にある場合である。うつ病の夫婦療法の効果は長期的にみると薬物療法以上の効果があることが実証されており，患者の精神医学的診断をわかりやすく夫婦に説き，配偶者の協力が是非とも必要であることを強調する。

また，当然のことではあるが，自殺の危険や自傷他害の危険性が高い患者であると判断した場合は，患者と同伴者を前にその必要性を説明する必要が生じる。

> **表2** 家族に付き添いを依頼すべきケース
>
> ① 自殺念慮・既遂性の高い自殺念慮，自殺未遂がすでにある場合
> ② うつ病もしくは重篤なうつ状態がある場合
> ③ 患者の症状や問題行動に夫婦間葛藤もしくは家族間葛藤の影響が大きいと判断した場合
> ④ 夫婦間などにおける性生活や浮気などの問題

2. 患者が単独で来院した場合

　また，患者が単独で来院した場合も**表2**のような症状もしくは問題の場合には家族や配偶者もしくは同居人に早めに連絡をとり，次回は一緒に来院してくれるよう要請する必要がある。

　こうした患者単独での来院の場合でも，原則はとりわけ患者の同居人（家族・配偶者・同棲者など）と患者の関係のアセスメントが重要となる。患者への問いとしては：

①受診することを誰かに伝えてから来ているのか？
②誰になんと言って伝えたのか？　どのような反応が返ってきたか？
③誰にも言わずに受診したのはなぜか？
④もし家族もしくは配偶者が受診したことを知ったならどのような反応をするだろうか？
⑤どうしても受診を秘密にしておきたい最大の理由はなにか？

　ここで，患者に自殺の危険性があると判断し，入院を勧めたが，患者の拒否に会った場合を想定してみよう。家族もしくは近親者に受診について患者が事前に伝え，肯定的な反応を得て受診している場合には，すぐさま近親者に連絡し，入院の必要性を説明し，できれば早々に来院してもらい入院の手続きをとってもらう。場合によってはすでに患者は病棟に移動してもらっていることもあるだろう。

　近親者になにも伝えず受診し，自殺の危険性があり緊急入院が必要と判断した場合は，まずは慎重かつ周到に患者に入院の必要性を説き，医師は入院の必要性を家族や配偶者などに今すぐに伝えたい旨を患者に話し，可能な限

りの了解を得ようとする。それでも患者が拒否する場合は，近親者に内密に連絡をとることも必要となる。近親者との電話連絡では，近親者の動揺を十分に受け止めた上で，冷静かつ慎重に自殺の危険性と入院の必要性を説く。理解を得たなら万障を排して至急の来院を依頼する。

C 入院での対応

　一般に，入院は患者と家族とを物理的に分離することになる。患者も家族も入院前の動揺が激しい場合は，しばし面会謝絶という指示も必要になるだろう。しかし，なるべく早い時期に医師は家族や配偶者との面会の機会をもち，入院中の様子について伝え，家族や配偶者の不安に応え，今後の治療方針について伝える必要がある。さらに患者の状態が落ち着いてきた頃を見計らって家族や配偶者との合同面接をもつ必要がある。（CHAPTER 4.3「入院初回面接の進め方」も参照のこと）

　かつて1980年代の米国の児童精神科医が一般に口にしていた"parentectomy（患者を悪しき親から引き離すの意）"という「専門用語」があった。家庭もしくは家族環境に病原性があり患者を入院によってそこから引き離し，入院させ，適切な養育環境のもとで育て直しを図る必要があるとする考え方であった。家庭という悪しき環境から長らく引き離され，長期入院を要した患者も当時は多かった。しかし，結局のところ患者が戻る場所は家庭でしかないことが大半である。こうした家族病因論は次第次第に影を潜め，患者を含む家族全体がなんらかの機能不全を起こしているという考え方が，家族療法に一般システム論が取り入れられてから急速に広まったことは好ましい変化であった。

　したがって願わくは入院中も家族との面会と面接を絶やさずもつことが望ましい。この面接の目的は，入院中の患者の様子の医師からの報告に始まり，退院後の家族との平穏な生活がどのようにしたらもたらされるか，患者の社会参加に家族としてできることはなにかなどとなる。退院を前提とした試験外泊状況の家族からの報告も丹念に聞き届ける必要がある。しかし，入院患

者を多くもつ多忙な医師にあってはそのようなまとまった時間をとることが困難であろう。

　こうした多忙な医師の片腕となってくれる入院スタッフがいると大変に助かる。職種としては入院生活と家庭での生活の両方に継続的にかかわれるような精神科ソーシャルワーカーがこのような家族面接を主導してくれることがのぞまれる。家族面接に長けた看護師や医療心理専門職がいれば、入院家族面接やそれに引き続いた外来家族面接も継続してもってくれるとありがたい。医師は時折、こうしたスタッフからの報告をきき、医師としての指示を出したり、時間が許せばできるだけこうした家族面接に加わり、患者と家族との関係を把握し、退院後の治療の参考にしたいものである。

D 家族心理教育

　外来・入院を問わず、最低限必要な医師としての介入は家族への心理教育である。統合失調症にはじまり、摂食障害、うつ病、認知症、境界性パーソナリティ障害、PTSDなどの新しい知識を家族に提供し、「養生法」や対処法について説く必要がある。患者と共に暮らす家族がこうした知識を共有しているだけでも予後が良好となる。同一疾患を抱えている家族が複数で集まって、医師がその疾患について説明・解説し、基本的な対処法について講義し、それぞれの家族からの個別の質疑応答に答えるのも大変に有効な「家族集団療法」とでもいえるものになる。同一疾患を抱え日々これに悪戦苦闘している家族同士が知識や工夫を分かち合い互いにサポートし合うのは優れて効果的である。

E まとめ

　患者と共に生活をするのは圧倒的に家族であることが多い。本稿のはじめにも述べたが、「家族」は夫婦になることから始まり、子を生み育て、成長させ社会に送り出し、その夫婦（両親）はそれぞれにその一生を終えるという

絶え間ない連鎖の中にある。そのときの社会からの影響や培われてきた文化の影響を大いに受けるのも家族という特殊な集団である。家族療法（広く家族臨床と呼ぶこともある）はこうした個人から家族，そして家族を取り巻く環境にも注目し，それぞれを視野に入れて介入するきわめて実践的な精神療法である。本稿は筆者の専門である夫婦・家族療法を基盤にした指針であることを最後に銘記しておきたい。

文　献

1) 中村伸一：うつ病への夫婦療法．夫婦・家族療法の実践．金剛出版，2011
2) 下坂幸三：個人面接と家族面接の接点．家族療法研究，5（1）；50-57，1988

コラム　たのしかった外来陪席

　3年間の研修医時代，1週間のかなりの時間が先輩医師の外来の陪席にあてられていた。今にして思うととても貴重な体験だったと思う。なかでも精神療法を専門にしている先輩医師たちの診察の様子は今でも鮮明な記憶として残っている。しかしながら，そもそも陪席させての教育の主たる目的は診断に至るための面接とそれに対応した処方の学習であるように思われた。これは，今の研修医の外来陪席も同じなのかもしれない。しかし，以下に紹介する3人の精神療法を専門としていた医師の診察は他の外来医のものとはずいぶんと違っていた。

　まず自己臭恐怖症の精神病理の探求者だった足立博先生は，同時に一流の実存哲学者でもあった。印象的だったのは，必ず花見の頃には，患者さんに「花見にいきましたか？」が最初の問いかけであった。自分の世界に閉じこもって桜の香りさえ感じる余裕のない患者さんたちに対する問いであり，その返答で具合のだいたいがわかるという。そして，診察が終わり，患者さんが退出すると，診断についてではなく「あの人どんな人に思えた？」とわれわれにきくのが常であった。病気や障害ではなく「その人」についての問いである。

　次に統合失調症の精神療法に熱心に取り組んでいた牧原浩先生の診察は，じっとりしていて間合いの長い面接だった。カール・ロジャースの仕事を敬愛していた牧原先生は患者さんに「共感」することに全力を注いでいた。統合失調症者の世界に寄り添うきめ細かな面接だった。教科書的には了解不能ときいていた患者さんたちの表情や言動が微妙に動き，患者さんたちにも面接者によっては心の動きが生じることが見て取れることがわかった。

　最後にその頃すでに思春期やせ症の大家になられていた下坂幸三先生の外来診察について紹介したい。だいたいの患者さんは母親同伴で来院し，先生は母子同席での面接をするのが定式だった。大半の患者は病識がなく，母親が必死で治療を求めて来ていた。まずは母親の不安について十分に耳を傾け，次にかたくなに治療に反抗する娘に語りかける。緊張をはらんだ雰囲気がしばらく続くが，「やせ」のよさについて患者さんがおもむろに口を開くようになると面接が微妙に展開する。「この医者は今までの医者と違うぞ」という猜疑心に満ちた患者の反応でさえ，その無表情の背後にみえてくるような技ありの初診面接だった。

（中村伸一）

6. 薬物療法に与える影響を知る

中村　敬

　今日の精神科臨床において，投薬なしに治療を進めることは例外的なケースにとどまるだろう。それほど薬物療法が普及し，精神科治療において重要な役割を担っていることには異論の余地がない。また気分障害など病態別の薬物アルゴリズムも作成されており，処方の標準化も進んでいる。このような状況は望ましいことではあるが，その反面，診断とアルゴリズムに従って処方することにのみ精神科医の関心が奪われ，投薬という行為が患者に与える心理的意味や治療関係に及ぼす影響が等閑視されるという事態をも招いている。

　そこで本稿では，薬物と治療関係の相互的影響を考え，服薬する患者の心理を踏まえた対応について考えてみることにした。

Ⓐ 治療関係はどのように薬物療法に影響を及ぼすか

1. アドヒアランス

　一般に医師は目前の患者に薬物を処方し，一定の経過を観察した後に臨床症状の改善があれば有効，なければ無効というように判断をくだすだろう。こうした判断は，投与した薬物を患者が処方どおり服薬していることを暗黙の前提としてなされているのである。だが実際には，向精神薬を処方どおり服薬している患者は半分にも満たないといわれている。Sawadaらの報告によれば，外来で抗うつ薬を処方されたうつ病患者のうち6ヵ月後の時点で服薬を継続していた人は44.3％にすぎず，また中断した人々の中で63.1％は主治医に相談することなく自己判断で中止していたという[9]。他の研究でも同様の結果が報告されている。それだけに，薬物療法の成否は医師が適切な薬

物を選択し適量を処方するというだけではなく，患者が処方に従った服薬を継続するかどうかにかかっているのである．患者の服薬行動の指標として，近年，アドヒアランスという言葉が用いられる．従来用いられていたコンプライアンス（服薬遵守度）が医師の治療方針に患者が従うという受け身的ニュアンスを有するのに対し，より患者自身が積極的に治療を行おうとする態度をアドヒアランスと呼ぶのである[8]．

ところで患者の薬物に対するアドヒアランスには，薬の味，飲み心地，主観的な効果と副作用など薬物それ自体の特性のほか，患者を取り巻く人的，物理的環境などさまざまな条件が関与している．中でも医師と患者の治療関係がアドヒアランスに重大な影響を及ぼすことは言うまでもない．当然のことながら医師とその治療に不信感を抱いている患者が高いアドヒアランスを示すことは期待できない．では高いアドヒアランスを引き出すような治療関係とはどのようなものだろうか．現代の医療ではインフォームドコンセントが強調されるように，あらゆる分野で説明と同意のプロセスが格段に重視されるようになった．そして可能な限り複数の治療の選択肢を示し患者の主体的選択を促すことが推奨されてもいる．精神科治療においても薬物の種類と特質，予想される副作用について基本的な情報を提供すべきことはもちろんである．だが，アドヒアランスを高めるには，治療開始時のみならず，治療過程のいかなる時点でも，後述するような服薬に対する患者のさまざまな不安，困難や抵抗を乗り越えていかれるような対話が保証されていなければならないのである．

2. プラセーボ効果

薬物のプラセーボ効果は臨床試験では排除されるべきものと見なされるが，実際の臨床でそれを除去することはできないし，むしろプラセーボ効果を最大限に引き出すことが望ましくもあることは度々指摘されている[1,2]．プラセーボに対する反応はうつ病や統合失調症では30～40％であるのに対して，急性不安状態の患者では実に80％に上ったという報告がある[11]．換言するなら，急性不安の改善にはプラセーボすなわち心理的影響が決定的に重要

な役割を担っているということである。こうしたプラセーボ効果には，元来の患者の性格や医師の態度がかかわりを有するだろう。「薬剤が効くという精神科医の思い入れや，自分の好きな精神科医を喜ばせたいという患者の気持ち，そして精神科医のカリスマ性（そしてたぶん評判）がすべて一体となってその（プラセーボ）効果を生み出すのだろう（Brown, 1998）」[10]。このような指摘に加えて，薬剤が効くということへの患者自身の期待や信念もプラセーボ効果に大きく影響するのであり，それは先述のアドヒアランスと相関するだろう。患者が治療計画を十分納得し積極的に服薬するほど，そのプラセーボ効果も高く現れることが予想されるのである。

B 薬物療法を介して良好な治療関係を築く

　薬物療法は，医師が患者に対してどのように説明し，どのような態度で臨むかということを通して，良好な治療関係を構築する重要な手立てともなる。そのために必要な配慮について以下に述べておく。

1. 患者の不安と苦痛の軽減に照準を合わせる

　患者を目の前にした医師は，なにを目指して薬物を選択するだろうか。一般には診断または状態像によって薬物を選択するか，あるいはいくつかの症状の中から当面の標的症状を定めて，それにふさわしい薬物を処方するだろう。たとえば大うつ病性障害の診断のもとに，薬物アルゴリズムのファーストラインに位置づけられるSSRIを処方する，あるいは幻覚妄想症状を標的にしてSDA（serotonin-dopamine antagonist）を選択する，というようにである。このような薬物選択は，患者の症状や状態像を外から観察した医師の視点によるものである。けれども患者が診察室を訪れたのは，診断や標的症状といった精神医学的判断ではなく，もはや自力で対処することが困難なほど現在の状態に不安や苦痛を覚えたからではなかろうか。そうであるなら，まずもって医師がなすべきことは，患者の抱える不安や苦痛を感受し，その軽減に治療の照準を合わせることである。中井久夫は「いかなる幻覚であれ，

妄想であれ，大きな不安にのっかってはじめて患者への脅威になる」と述べ，精神科医にとって「不安の軽減こそ，薬物を処方する第1の目的だ」と言明している[3]。このように患者にとって最も切実な現在の苦痛に医師がチャンネルを合わせ，投薬によってその軽減を図ること，それを当面の治療目標として患者と共有することが，良好な治療関係を築く第一歩になるのである。

2. 医師と患者の協働関係（パートナーシップ）を推進する

　患者の薬物に対するアドヒアランスを高めるには，医師と患者の間で薬を巡る対話が保証されていなければならないことは先にも述べた。それは患者の苦痛を和らげ，よりよい生活を実現できるように医師と患者が協働していくこと，すなわちパートナーシップに基づく治療関係を築いていくことにほかならない。逆に言えば，薬物療法が医師と患者の協働によってなされるなら，それは治療関係を強固にするための大切な媒介になるのである。そのためには，病気と治療に関する必要な心理教育を行い，治療の過程において患者がなるべく主体的に関与できるよう配慮することが必要になる。とはいえ現実には治療の初期，患者が薬物の選択に際して関与できる余地はさほど大きなものではなく，多数の候補の中から特定の薬の選択を患者に丸投げすることは無責任でさえあるだろう。それよりもむしろ，患者本人に治療の意志があり，なおかつ薬物療法以外の治療的選択肢がある限り，薬物を用いるかどうかに関して最終的には患者に選択が委ねられることを伝えるべきである。患者自身が選び取った形で投薬が開始されるのであれば後々のアドヒアランスに影響するところが大きい。そのような対応が可能であるためには，医師は薬物以外の治療的オプションを用意しておく必要もあるだろう。また治療が進展し患者の薬物に関する知識と経験が蓄積されてきたなら，徐々に患者が薬物の種類や飲み方を選択する範囲を広げていくことが望ましい[7]。

　Tasmanらは，薬物処方の場面で医師と患者の協働関係（パートナーシップ）を推進するような対応を**表**のようにまとめている[10]。

表 パートナーシップを推進する対応

- 「私」の代わりに「私たち」という言葉を何度も繰り返し使うことで，決定や討論は二人の間での相互的，協調的，協力的な努力の結果であることを示す．
- 患者に，どう感じるか，どのような反応が起こるのかを話してほしいとはっきり伝え，また不安になったり心配事があったりしたら，それについても知りたいということを何度もはっきりと伝える（「もし変わったことがあったら，…電話をください」など）．
- 患者の感じ方と反応が大切なことを確認する．
- 患者のことを一個人として考えていることを示し，その患者に特有な問題点に真剣に取り組む姿勢を示す（"脳内化学物質のアンバランス状態"のあるなしにかかわらず，他のことにも興味があることを伝える，など）．
- 薬剤を服用することは重要であり効果があるが，その薬剤でなければならないということではないと強調する．
- 患者と一緒に問題を解決していく状況を示し，それを手本として示す．

表のポイントは，つまるところ医師が症状や診断以外にも患者について，患者の抱える困難，苦悩，希望などについて知ろうとする姿勢を示すことであり，日頃の医師の診療態度に自然に現れてくるべきものであろう．

3. 処方した薬についてどう伝えたらよいか

受診した患者の不安や苦痛に十分耳を傾けた上で，医師は処方する薬物についてどのような説明を加えたらよいか．一例を示しておくことにする．

> ○○さんは，居ても立ってもいられないほどの不安が押し寄せてきて，苦しんでいらっしゃるのですね．そのために眠ることもできないのでしたね．それが今一番つらいことだと理解しましたが，よろしいでしょうか？（相手の顔をみて同意の有無を確かめる）．それは△△障害という病気から起こってくるものだと思いますが，まずそのような不安を和らげ，十分な睡眠がとれるようになることを目指してお薬を考えたいと思います．△△障害にはさまざまなお薬が使われますが，その中でも不安を鎮める働きが確かなお薬を選んで処方しようと思いますが，いかがでしょうか？

このような処方の提案に患者が同意するようであれば，さらにその薬について，いつ頃から効果が現れるか，予測される副作用はどのようなものか，なにか困った事態が生じたときどうしたらよいか，さらに万一服薬を続けられない場合にはどのような対処があるかなどについて説明を加える。

> このお薬は飲み始めてから効果が現れるまでに1週間から2週間くらいかかります。ですから，1，2回飲んで効果を実感できないからといって，すぐにやめないようにしていただきたいのです。効果が現れるまで時間がかかるので，より効果の早い別のタイプのお薬も併用しようと思います。こちらの薬は，△△障害そのものにはあまり効果がないので補助として用いて，主力になるお薬の効果が現れてきたら，徐々に減らして中止するつもりです。

> このお薬は，飲み始めた当初，眠くなったりぼーっとしたりするかもしれませんが，これらの副作用はたいていは飲み続けているうちに徐々に薄らいでいきます。ですが，そのような影響には個人差があり，中には眠気が強く現れる人もいますので，日中の生活に支障が大きすぎるようでしたら，半分に割って服用してみてください。

> 服薬についてなにか心配なことが起こったら電話をください。○時から○時までの間でしたら私は病院にいると思います。

> 仮にこのお薬を飲み続けることができない場合，または1ヵ月程服薬を続けても思ったような効果が現れなかった場合は，他にもいろいろ有望なお薬がありますので，そのときにはまたよく相談しましょう。

C 服薬の心理をわきまえて対応する

以下に述べるのは，服薬に伴って起こりがちな患者の心理である[4～7]。

1. 服薬に対する不安

薬に対する不安は多かれ少なかれ誰にも潜在しているものであるが，とりわけ不安状態にある患者ではそれが先鋭な形で現れることが多い[4]。患者はしばしば「なるべく薬は飲みたくない」と訴える。彼らが不安を抱く理由は，たとえば副作用に対する懸念である。一般にパニック障害や全般性不安障害のように不安・心気傾向の目立つ患者は，副作用にも敏感な印象がある。これには実際に薬物による副作用が出現したことによって不安が募る場合もあるし，動悸や発汗，口渇など不安の随伴症状が副作用と誤想される場合もある。さらに患者はこうした直接的な身体現象のみでなく，「将来」「万が一」生じるかもしれない副作用を想像して強い懸念を抱くことも少なくない。服薬を続けた結果，未知の副作用が現れるのではないか，臓器に障害が起こるのではないか，呆けるのではないかといった類の恐れである。副作用のほかに，依存性に対する心配もよく耳にする。「いったん薬を飲み始めたらやめられなくなるのではないか。一生飲み続けなくてはならなくなるのではないか」という懸念である。こうした不安にはある程度現実的な根拠も存在する。それはベンゾジアゼピン系抗不安薬のように依存性を有する薬物だけの問題ではない。狭義の依存性がなくても休薬による症状再燃が高率に起こる場合，患者は服薬をそう簡単にはやめることができないのである。また患者によっては服薬が他の人にどう思われるかという不安を強く抱いている場合がある。誰しも人前で服薬することには多少の抵抗を感ずるものである。なんの薬か尋ねられたら，病気のこと，ひいては精神科通院のことまで話さなければならなくなるのではないかといった心配は，よく了解できるものである。ことに家族や周囲の人にも内密に通院している場合や，身近な人が通院，服薬に批判的な場合には，服薬はいっそう後ろめたいものになる。また実際には他者から詮索されたり干渉されることがなくても，通院や服薬に恥や自

責の念を抱いていたり他者からの評価に敏感な人は，周囲の批判的なまなざしを過度に想像する結果，不規則な服薬や早期の中断に至りやすいのである。そして最後に「薬によって人格を変えられてしまうのではないか」といった不安にも注意を払っておこう。そのような不安は精神病性障害の患者にみられることが多いとはいえ，患者の有する妄想気分だけに帰せられるべきではない。抗精神病薬を服用した当初の「頭がぼーっとして思考力が失われるような体験」が，そのような懸念につながりやすいことを医師は知っておくべきであろう。

2. 潜在的無力感

　患者は，症状に圧倒され，また絶えざる不安に見舞われて無力感に陥りがちである。薬物によってこうした患者の症状が軽減されるなら，彼らの無力感もまた改善されるだろうことは疑いない。しかしその一方で，薬物療法は医師が薬という手段を用いて患者の症状を操作するという構造を不可避の前提としている。つまり医師が治療の主体であり，患者は治療を受ける客体(標的症状！)の位置におかれることになるのである[6]。ことに「脳の機能異常を薬で治す」といった治療モデルしか医師の頭になければ，患者は受動的に薬物の影響に身を委ねるほかなく，服薬することを除いて自らの回復に参画する余地がほとんどなくなる。したがって彼らの潜在的な無力感は根本的には手つかずのままにおかれ，投薬中止を機にそれが顕在化することが少なくない。投薬中止後の再燃が高率に上るという事実には，薬理学的作用が中断されることのほかに，このような心理的意味合いも隠されているのである。それだけに，患者が自らの治療に能動的な役割を引き受け回復の主体となれるよう援助することが重要な課題となるのである。

3. 自律と依存を巡る葛藤

　不安状態にある患者は，不安を除去する手立てを切望する反面，薬の副作用や依存性に対する不安を人一倍抱きやすいというアンビバレントな心理を有している。要するに不安除去の手段が新たな不安の種になるというパラド

クスであり，それだけに薬には「頼りたいが，頼ることもまた不安」なのである。このような心性は患者の葛藤パターンをよく現している[5]。とくに「頼りたい」心性が優位に認められるのは，たとえば一部のパニック障害の患者たちであろう。彼らは離別状況に特異的といってよいほどの不安を呈する傾向にある。投薬の中止とそれに伴う通院の終結は，患者にとっては「頼りにしていた存在」を喪失するという不安を惹起する。しばしばその不安は自律神経系の身体反応をもたらし，患者は（時には治療者も）それを「症状再燃の兆し」と受け止めることによって，予定していた終結は延期されることになるのである。

　他方，「頼ること，すなわち自律的なコントロールを喪失することへの不安」が優位に認められるのは強迫的な患者に多いようである。彼らにとっては服薬することが，すなわち自律的なコントロールを失い，薬物（あるいは医師）によって外からコントロールされる事態を意味する。薬物療法が解決しえない潜在的な無力感に人一倍敏感な人たちだといってもよい。こうした無力な存在に陥る恐れから，患者は「薬に頼らず自力で治したい」と主張することがある。そんなときに医師が服薬の必要性を理屈で説き伏せようとすれば，患者は自己を支配されまいとますます抵抗するという綱引きが生じやすく，結果としてアドヒアランスが損なわれることになる。患者は医師の意のままにならないことで，自己のコントロールを保持しようとする転倒が起こるのである。とくに怒りや敵意を秘めた患者であればその傾向はいっそう顕著になり，医師の処方する薬物はまったく無効であると宣言するか副作用を訴え続けて，医師を打ち負かすことが自律的自己の存在証明になることすらあるのである[11]。

D ことばの処方

　上記のような服薬を巡る患者の心理をわきまえるなら，投薬に際しては次のような「ことばの処方」を補う必要があるだろう[7]。

1. 患者自身の生活への取り組みを重視する

治療の主体は患者であり，生活を立て直していこうとする患者自身の取り組みが回復の力となること，そのような取り組みに際し薬物は心強い味方になることを示すのである。こうした説明は患者が薬か自力かの二律背反から脱することを容易にする。さらに患者をまったくの受動的位置におかないことによって，将来の休薬をも射程に入れておくのである。もちろんこのような説明は，病態や回復の時期を考慮して柔軟になされるべきである。たとえば不安障害の患者には，治療開始の時点からこのようなことが強調されてよいが，うつ病の患者には回復の半ば以降から徐々に患者自身の取り組みを奨励していくというように，である。

2. 薬物は不安を軽減するはたらきがあることを伝える

服薬によって不安が薄らいだとしても，患者を取り巻く状況や出来事によって現実的な不安や懸念が生じることは自然である。にもかかわらず患者や医師が薬物に万能的な期待を抱き，不安を完全に除去しようとすれば，際限のない増量や処方の変更に帰結することにもなりかねない。したがって「薬によって不安を消失させる」という説明より，「薬には受け入れられる程度に不安を軽減する効果がある」と伝えたほうが現実に適っている。

3. 予想される副作用について説明する

患者の治療に対するアドヒアランスを向上させるためにも，また患者が薬物に抱く非現実的な不安と実際起こりうる症状を区別しておく意味でも，予想される副作用については適切に説明がなされなければならない。たとえば眠気や倦怠感は初期に出現しやすいが服用を続けていくうちにおさまっていくことを患者があらかじめ知っていれば，自己中断のリスクは少ない。ただし不安の強い患者に対しては詳細な副作用のリストを示すのではなく，Wardが言うように大づかみの説明をした上で深刻な副作用は少ないことを保証すべきである[11]。

4. 服薬への懸念はオープンに話し合う

医師が薬の効用をいかに合理的に説明したとしても，患者には服薬に対する一抹の不安が残るものである。そこで医師は患者のそのような不安を承認し，薬に対して懸念や疑問が生じたら診察場面でオープンに話し合うことを保証しなければならない。仮に患者が自己判断で減らして服用したり飲まずにいたことがわかったら，医師はそれを非難せず，言いにくいことをよく話してくれたと伝えた上で，そうした判断の理由を尋ねてみるとよい。診察場面でそういったことを話題にできない雰囲気があれば，患者は処方どおり服薬していないことを医師に隠し続けるだろう。そこで医師はまだ投薬量が不十分だと判断して増量し，患者はいっそう不安になって大半を飲まずに捨ててしまう。そんな悪循環に陥らないように注意を払う必要があるのである。

5. 診察の中で服薬を巡る心理を取り上げる

服薬についての話題は，患者の行動パターンを明確にする格好の糸口になる。「万が一」の災いを恐れて行動を回避する傾向や，自力でコントロールしようとするあまり自縄自縛に陥るパターンは患者の恐怖症性不安や強迫症状に通底している。そこでたとえば服薬へのためらいを「石橋を叩いてみる」ことになぞらえ，「石橋を叩いて渡らない」ことが患者のこれまでのパターンではなかったかと問いかけることによって，薬を巡る葛藤と他の領域での患者の行動パターンとの共通性に自覚を促すのである。ここでは「叩いた後には橋を渡る」ことが服薬することと回避していた状況に踏み込むことの二重の隠喩になる[4]。

E まとめ

本稿では，まず医師と患者の治療関係が薬物療法に及ぼす影響を，アドヒアランスやプラセーボ効果を例に検討した。次いで薬物療法を媒介として良好な治療関係を築いていくために，患者の不安や苦痛に照準を合わせ，薬物

療法を医師と患者の協働（パートナーシップ）によって進めていくことを提案し，処方を開始するにあたっての説明の実例を示した．そして最後に服薬に際して起こりがちな患者の心理として不安，潜在的無力感，自律と依存を巡る葛藤を取り上げ，それらの心理を考慮した対応について論じた．

　薬物療法の効果を最大限に引き出し，また投薬を介して良好な治療関係を築いていくには，結局のところ治療の開始から終結まで薬を巡る対話を重視し，患者にそれを保証する医師の姿勢がなくてはならない．それが本稿の結論である．

文　献

1) 神田橋條治：一般医に必要な精神療法的面接．神田橋條治著作集—発想の航跡 2．岩崎学術出版社，p.338-341, 2004
2) 黒木俊秀：薬物療法における精神療法的態度の基本—処方の礼儀作法—．臨床精神医学，34；1663-1669, 2005
3) 中井久夫：服薬の心理と合意．精神科治療の覚書．日本評論社，p.73-91, 1982
4) 中村　敬：服薬に不安の強い患者への対応．精神科臨床サービス，2；494-496, 2002
5) 中村　敬：精神療法のポイント．パニック障害治療のストラテジー（上島国利，中根允文編）．先端医学社，p.118-128, 2002
6) 中村　敬：不安の薬と精神療法—主体の経験を視座にして—．精神経誌，106；582-586, 2004
7) 中村　敬：服薬の心理を考慮した薬物療法・投薬を踏まえた精神療法．こころの臨床 a-la-carte，25（3）；357-362, 2006
8) 尾鷲登志美，上島国利：治療遵守度と adherence．臨床精神医学増刊号；599-616, 2004
9) Sawada, N., Uchida, H., Suzuki, T., et al.：Persistence and compliance to antidepressant treatment in patients with depression：A chart review. BMC Psychiatry, 9；38, 2009
10) Tasman, A., Riba, M. B., Silk, K. R.：The Doctor-Patient Relationship in Pharmacotherapy：Improving Treatment Effectiveness. Guilford Press, New York, 2000（江畑敬介，佐藤澪子訳：薬物療法における医師　患者関係　治療効果をいかに高めるか．星和書店，2004）

11) Ward, N. G. : Psychosocial approaches to pharmacotherapy. Integrating Pharmacotherapy and Psychotherapy (ed. by Beitman, B. D., Klerman, G. L.). American Psychiatric Press, Inc., Washington, D. C., p.69-104, 1991

コラム

最初の症例

　私たちの時代は今のようなスーパーローテーションの制度がなく，卒業後直ちに志望科での研修がスタートする習わしだった．研修医の時代からすでに30年以上の歳月を経て，当時の記憶は大分おぼつかないものになっているが，一番初めに担当した症例，つまり精神科医として最初に出会った症例はさすがに忘れることがない．

　その症例とは，悪性腫瘍のため内科病棟に入院中，自殺を企図してトイレで手首を自傷し，精神科病棟に転棟してきた壮年の男性であった．自らの予後を悲観的に予測し，深い抑うつ感を抱くとともに，焦燥の強い状態像であった．この症例の診断を巡って，スタッフミーティングでは多少の議論が起こった．悪性腫瘍への罹患，厳しい予後の見通しに加えて，自営業であったその男性の入院が長期化すれば，一家の生活自体が立ち行かなくなることもありうる．そういった状況が自殺企図の契機になったことは明らかだった．問題はそのような状況が抑うつの原因なのか，それともすでにあった抑うつ傾向が顕在化したにすぎないのか，端的に言えば心因性の抑うつか誘発された内因性うつ病かといった，今ふり返れば古典的な議論であった．留学から戻った直後であった私の指導医は，DSM-Ⅲを頼りに大うつ病エピソードと診断しており，病因については積極的な主張をしなかったように記憶しているが，他の先輩医師たちは心因か内因かの議論に関心を注いだのだった．

　幸いその症例は，三環系抗うつ薬を主とする薬物療法により順調に回復していった．そして行動制限がゆるめられ，外出もできるようになった頃から，この男性の気分は多幸的になっていった．退院したら妻を連れて海外旅行に出るのだと言ってツアーのパンフレットを集め出し，看護師に冗談を言っている場面もよく見かけるようになった．面接中に涙ぐみ，どうしたのかと問いかけると，物事に感動しやすくなり，すぐうれし涙が出てくるのだと言う．こうした軽躁状態は抗うつ薬を減量するとともに消失していったが，悪性腫瘍や生活上の困難にはなんら変化のない状況にもかかわらず多幸感が出現したことは，初心の精神科医を大いに戸惑わせるものであった．同時にそれはうつ病の奥深さ，正常心理学的な抑うつとの質の違いに眼を開かれる体験でもあったのである．

　多くの先達や同僚たちと同様，私も最初に担当した症例が，後々の精神科医としての関心の所在，専門性の選択に大きく影響したのだと思っている．

〈中村　敬〉

CHAPTER 1　面接を始める前の基本

7. チーム医療のマネジメント

藤山直樹

　この本では精神科臨床における治療関係を，患者と精神科医とのあいだの関係に集約して記述している。患者と精神科医の関係が精神科臨床において患者が体験する最も主要な治療関係であることは間違いない。たとえば外来診療では，主治医との治療関係のみに注目していればいいように思える。

　だが，患者が精神科臨床において体験する専門家との対人関係は主治医とのあいだに生じるだけではない。精神科臨床がたった一人の医師だけで営まれることはきわめて稀であり，多くの場合，医療機関という人間集団の中で営まれるからである。患者は医師以外の医療系専門職いわゆるコメディカルスタッフ，たとえば看護師，看護助手，臨床心理士，精神科ソーシャルワーカー，作業療法士，臨床検査技師，薬剤師，栄養士といった人たちと関係をもつだけでなく，受付や会計を担当する非医療専門職スタッフとも関係をもつ。

　つまり，精神科臨床は医療一般がそうであるように，チームでなされるものなのである。精神科臨床で特徴的なことは，患者と精神科医の一対一の関係の場合と同様，さまざまなスタッフたちのチームの対人関係が治療のなりゆきに大きな影響をもつこと，そうした対人関係が患者の精神病理にも大きな影響を与えうることがある。したがって，精神科医は，治療チームとどのように協力してゆくべきかを考えることが専門家としての仕事の重要な一部であるという認識をもたねばならないのである。

　言い換えれば，精神科臨床は個人プレーではなく，チームプレーである。そしてそれは人と人との情緒的関係のネットワークの上でなされている側面がある。そのことをいつも意識しておくことが，臨床実践ではきわめて重要である。

Ⓐ 治療チームの組織化

　治療チームは，上述のように多職種から成り立っている一つの集団である。精神科の治療チームには精神科外来のような小さなサイズのものもあれば，精神科病棟のような大きなものもある。最小限の精神科外来は，受付や事務を担当する職員と精神科医の二人で構成される。それに他の専門的職種数人が加わると標準的な保険診療クリニックのチームが構成されるだろう。病棟では複数の医師，多数の看護師，数名の他の専門職，事務職員などで構成されることが多くなるだろう。

　いずれにせよ，このようなチームは自然発生的にできた社交的集団ではなく，患者の幸福の実現のための精神医学的実践を課題とする集団である。それは課題を遂行することを目的に機能しているはずである。だが，機械と違って人間はさまざまな感情や空想や憶測をいつも動かしている。ともすれば，課題を果たそうとしてつくられた集団も，そうした情緒的人間関係の渦に飲み込まれてしまいやすい。チームはさまざまな感情と憶測が渦巻く場となり，建設的な意見が交換されなくなったり，不要な衝突や対立が起きたり，チーム全体が誰かに依存的になってしまったり，フォーマルでない閉鎖的なサブグループにチームが分裂してしまったりするようなことが起きやすいのである。こうなると，チームは課題を遂行する方向に進めなくなる。

　このようなことを防ぐためにチームには一定の組織化が必要であり，チームのメンバーに，活動の目標，責任の所在，役割の分担，階層的な管理組織，情報共有の境界，意思決定過程などが明示され，共有されていることが望ましい。そうしたことが共有されていないと，課題達成のための協力はきわめて困難になる。

　このことは端的に言えば，風通しよく民主的にフェアに運営されているチームがいいということである。誤解しないでほしいのだが，風通しがいいといっても，すべての情報が誰にも共有されているということではない。誰に特定の情報を話してよいのか。話したことは誰に伝わり誰には伝わらないか。チームの意思決定の判断はどのようになされ，誰の責任でくだされるの

か。仕事のことで意見が生じたらどのような機会に表明すべきなのか。その意見はどのように扱われ，実践に生かされるのか。このようなことが，明示的にオープンに共有されているということである。つまり，ルールや境界や約束事が，明示されているということである。

　チームがこのように組織化されていれば，メンバーたちは課題に向けて適切な共同作業を営むことができる。精神科医は法的に臨床行為の責任をとる立場であり，チームにいる精神科医の誰かがチームのリーダーとして機能することになる。その場合，チームを風通しよく民主的にフェアに組織化することが，チームの機能を高めることを念頭において努力する必要がある。

　そうした民主的な運営を維持する上で重要なものがスタッフ間のミーティングである。意思決定と情報共有のためのスタッフ全体のミーティングは必ず必要なものであるが，チームのサイズが大きくなれば全体のミーティングで話し合えることは限られてくるし，意思決定がスムーズにいかなくなるので，目的や参加メンバーの階層を違えたさまざまなミーティングを増やさざるをえない。同職種メンバーによるミーティングも必要になるだろう。こうしてミーティングが増えてくると，それぞれが明示的に境界づけられ，そこで起きていることが全体に共有されるような組織化がないと，チームは分裂の危機に陥りやすい。

　民主的にチームが機能するためには，このように明示されたルールに基づいた組織化が欠かせないが，もう一つ重要なことはよいリーダーシップの機能である。

Ⓑ リーダーとしての精神科医

　上述のように精神科医は治療チームのリーダーとして機能しなければならない立場であることが多い。つまりチームとしての病棟や外来の代表者として機能するのである。だがこの本を読む若い精神科医にとってはそのようなことにはまだ実感がもてないだろう。

　どのような職業も，最初はチームの中で責任が軽く，自分で意思決定をし

ないでいい，いわゆる下の立場からそのキャリアをスタートすることになる。したがって，このチームリーダーとしての精神科医という機能については，専門医になる前に実地に研修することはほぼ不可能である。しかし，精神科医に限らず，臨床医の多くは，将来開業するにしても，勤務医として働くにしても，多くはチームリーダーとして機能する立場になる。したがって研修医や若い医師は，自分がチームリーダーになる可能性のある存在であることを自覚して日々の仕事をしていくことが重要になる。そのためには，自分の職場のリーダーのリーダーシップを観察し，そのありかたによって職場の機能がどのように影響されるのかということを実感的に学んでおくことが役立つだろう。

　チームリーダーの一番大きな仕事はさまざまな決定の責任をとることである。決定を立案したものが自分ではなくても，最終的にチームとしての決断に達した場合，その責任は自分がとらなくてはならない。このことは，その決断の結果がうまくいかなかった場合，チーム内外からの批判に対して，他責的になることなくもちこたえ，実践活動を維持する責務を負うということである。過ちがあったと考えられれば，それを率直に認めつつも，過度に自責的になることなく現実的に対処していくことが重要である。リーダーがそのような安定したありかたで存在していれば，メンバーたちは自由に創造的に建設的な試みをしていくことができる。臨床実践にはさまざまな予測できないことがあり，職業的責任も大きいので，メンバーたちは多くの圧力にさらされている。その上にリーダーがメンバーを過剰に責めたり，感情的になったりすれば，メンバーは萎縮して自主的な創造的活動は妨げられる。「自由にいろんなことを考えて意見を言ってくれ，私が承認したことはその責任は私がとるから」というメッセージをメンバーが受け取れれば，その治療チームは活性化するだろう。

　一方，リーダーはそのチームの規範を明示し共有した上で，逸脱したメンバーにはきちんと逸脱を指摘し，逸脱しないようにはたらきかける必要があることはもちろんである。そうした規範をきちんと守ることは，そのチームの混乱を最小限度にとどめることに寄与する。ただ，ここでも感情的になら

ず，しかし明確な態度を示すことが重要であるし，なにがそのメンバーを逸脱に動かしたのかを理解しようと努力する態度を維持しなければならない。

　また，リーダーは各メンバーが，仕事への動機づけ，経験，スキル，専門性，パーソナリティに差異をもっていることを前提にしなければならない。経験やスキルや専門性の差異はそれでも受け入れやすい（専門性の差異についての考察は後で述べるが）が，受け入れにくいのが動機づけの差異である。もちろん，全員が精神科臨床に高い動機づけをもっていることに越したことはないかもしれないが，そのような期待をもつことは非現実的である。同じ病棟で働く医師だといっても精神科医を選んだ動機づけはさまざまである。さらに看護師の場合，精神科を選んで入職したメンバーはそれほど多くない場合が多い。単に通勤しやすいからとか，身体的疲労が少なそうだからとか，機械的に配属されたからとかという理由で精神科に勤務しているメンバーも多い。メンバー全員の動機づけが高い状態を達成することは，それ自体治療チームの重要な課題であるが，それはあくまでも遠い目標である。リーダーは現状を現実的に認識し，動機づけの低いメンバーに批判的になることなく，それぞれのメンバーの動機づけを前提にして，チームの活動を考えるべきである。もちろん，動機づけを高めるような方策を講じることは重要であるが，それぞれのメンバーの人生にとって精神科臨床がどのようなものであるかは，人によって大きく違うという事実から出発しなければならない。そうした差異を認めた上で彼らの仕事を見守ることが，逆説的であるが，動機づけの低いメンバーたちの動機づけを高めることもある。リーダーは過度の理想主義に走ることなく，いまここにいるメンバーを現実的に把握し，そのありかたを認めて前に進もうとすべきなのである。

C 他の専門職との関係

　リーダーとして働くときだけでなく，チーム医療においては，各メンバーの差異をまず受け入れ，それを前提として協力することが大前提である。しばしばありがちなことは，精神科医が他の職種の専門性を意識的か無意識的

か，自分の専門性より下にみるという傾向である。

　確かに，医療という実践においては，最終的な行為責任は医師がとることが規定されていることが多く，病院や診療所や病棟や外来の管理責任者は医師である。しかし，それは責任の所在と職責上の管理についてのことである。たとえばこの患者の病態をどう考えるか，この患者の臨床的方略をどう考えるか，といった問題において，常に医師のほうが正しい判断をするとか，医師の見方を他職種が受け入れなければならないということではない。このことに，絶えず注意していないと，精神科医はチームの中で「裸の王様」になってしまいがちである。つまり，医師に何を言ってもちゃんと話をきかないのなら，意見は言わず，勝手にやるしかない，という考えを他職種のスタッフがもつことになってしまう。こうなると，真の協力関係が生まれる可能性はなくなる。

　一人の患者はいろいろな視点で認識することができる。精神医学以外の視点による認識もありえるし，価値がある。精神科医といっても，きわめて退行した状態にある患者に食事や排泄や清潔維持について具体的な世話をする経験は少ないし，精神分析や応用行動分析や認知療法といった専門的精神療法の訓練を受けた者は多くないだろうし，経済的困窮にあえぐ患者のケースワークを経験した者も少ないだろう。たとえば，医学部における精神医学の講義時間よりも，心理学系大学院の精神医学や精神療法関連の講義時間のほうがはるかに長いという事実もある。経験でも知識でも，他職種に比べて精神科医が抜きんでているとは限らないのである。患者のことを一番わかっているのは常に精神科医であるという認識は現実的だとはいえない。というよりも，精神科医にはどうしても到達しえない視点を，看護師や臨床心理士や精神科ソーシャルワーカーがもっていることを認めることは必要なことである。つまり，他職種に対する敬意というものが必要である。

　医療行為の責任をとるのは医師であるし，管理責任も医師がとる以上，最終的には他職種スタッフには医師の指示にしたがってもらわなければならないだろう。しかし，私たちが彼らの専門性に敬意を払っていることが彼らに伝わっていなければ，チームが協力的な雰囲気を維持して機能することは不

可能だと思われる。

　この敬意は，彼らの仕事がどのようなものかをある程度理解するということにもつながる。たとえば，ロールシャッハテストを臨床心理士にオーダーするとき，そのテストが施行に1～2時間，データの整理と報告書作成に通常2時間以上かかるものであること，つまり専門家を合計4時間ほど拘束するものであることを認識した上でオーダーすることが必要であろう。もちろん臨床的に必要ならオーダーしなければならないが，そのオーダーによって他職種のスタッフがどの程度時間をとられ，労力を消耗するのかに配慮しないでオーダーする構えからは，真の協力関係は生まれないだろう。

　同じチームにいても，職種によって，みえるものはまるで違っている。そうした視点の差異をおたがいに取り入れることによって，臨床実践は豊かになるはずである。

D 非専門職スタッフとの関係

　専門職でないスタッフもチームの中に含まれている。それは受付や会計といった仕事の職員である。専門的教育や訓練を受けていないとはいえ，彼らがチームで果たす役割は決して小さくない。とりわけ，外来においては，彼らはきわめて臨床的に重要なポジションにある。受付をおかない外来がほとんど想像できないように，彼らは外来において不可欠のメンバーである。

　まず，初診の患者がはじめて出会うスタッフは受付のスタッフである。どのようなサービス業でもレセプションの重要性は当然のことだが，精神科外来の場合，他者に不信感や気遅れや恥ずかしさを感じやすい人たちが訪れるのだから，この重要性は増すだろう。また，彼らは予約の管理という，患者と医師の関係を左右する重要な設定上の仕事をしている。また，医療行為の現実的下支えとしての料金の収受や物的環境の整備なども行っている。

　ただ気をつけておかないとならないのは，彼らは専門的な教育を受けておらず，患者がどのような苦しみをもっているか，どのような対人的反応を起こしやすいかといった知識がないことである。患者の一見理不尽にみえるふ

るまいに対し、彼らはきわめて怯えやすいし、むきだしの拒否や撤退といった態度をとりやすいのである。チームリーダーは、彼らにある程度の教育的なかかわりをして、専門知識を最低限吸収してもらえるように努めると同時に、彼らの不安や恐怖をしっかり支える態度を示していかなければならない。

また、彼らは法的な意味で守秘義務を帯びていないのであるが、カルテの管理や予約管理を通じてさまざまな個人情報にふれることになることを踏まえて、秘密の保持について明確に指導することが必要である。たとえば、彼らが電話による患者の病状の問い合わせに不用意に答えることのないように十分な指導が必要なのである。

E まとめ

精神科臨床がチーム医療であること、それに伴うチームの組織化とリーダーシップの遂行とが、精神科医にとって避けられない仕事であることを認識することが、まず重要であろう。その視点をもって臨床研修に取り組んでいけば、より豊かな体験をもつことができることは間違いないように思われる。

CHAPTER 2

初回面接の基本

1. 初回面接の動機づけ ……………… 86
2. 診断面接の進め方 ………………… 94
3. 神経症の初回面接 ………………… 102
4. 大学病院での初回面接 …………… 112

CHAPTER2　初回面接の基本

1. 初回面接の動機づけ

中村伸一

Ⓐ 「なぜ」・「今」・「この人（たち）」が来院したのか

　いわゆる診断のための面接法は標準的な精神医学の教科書であればおおよそのことが書かれているので，ここでは受診の動機づけのアセスメントに重点をおく初回面接をすることで次の面接につなげるための対応について述べてみたい。

　小さな子どもや意識不明の患者を除いて精神科以外の診療科では「主訴」が患者自身から述べられることが多い。この点でも精神科は特殊であるといえないだろうか。もちろん不眠や抑うつなどを主訴に精神科をはじめから来院する患者たちも多くいる。しかしながら，たとえば「めまい」でいくつもの耳鼻科を巡って最終的に紹介状をもって来院する患者や，「動悸」で内科を受診した揚句，精神科を紹介され，ある種の尻ごみと懸念を抱きながら初回面接に現れる患者もいる。また毎日一緒に生活している家族が，患者の理解できない言動や行動を心配して，なんとか説得して患者を伴って来院する場合もあるだろう。このような場合は「主訴」が付き添ってきた家族からのものになる。

　この項の表題である「なぜ」・「今」・「この人（たち）」が来院したのかを理解することは初回面接を構成する上できわめて重要であると考えられる。それは患者を取り巻く環境のアセスメントであり，直接来院のきっかけとなった事象の掌握であり，患者を含めた複数の来院者がある場合のそれぞれの来院への「動機づけの高さ」の違いのアセスメントである。これらの理解は，結果的に患者の診断面接としての用件も十分に満たすものにもなるという点でも精神科初回面接の特殊性を反映している。抽象的な議論はこれくらいにして，以下，患者の年齢別（成人の患者を中心に）にやや具体的な日常臨床

で遭遇する例を提示しながら述べてみたい。Eは特殊事情だが，これもまた精神科初回面接でよくある事態である。

Ⓑ 成人患者との初回面接

1. 動機づけの高い患者

疾患としては旧来の「神経症圏」にある者，睡眠障害，うつ病，過食症，「うつ病」であると訴えてくる者などがいる。主訴を「ほどよい共感」（深く同情を示すわけでもなく，かつ事務的に受け止めるのでもないその中間の意）をもって丁寧に聴く。病歴聴取では「なぜ」・「今」を最終的に理解することで，たとえばその患者の性格や家族（夫婦）関係，さらには職場環境などをアセスメントすることができる。

2. 動機づけの低い患者

統合失調症，成人の拒食症，重症の強迫性障害，反社会性パーソナリティ障害，薬物・アルコール依存症など。これらの患者は，家族や配偶者に「連れて来られる」か，もしくは保健所や司法関係からの半強制的受診であったりする。さらには患者が受診を拒否し，なんとか会社の人事課の者が説得し付き添って「連れてくる」場合もある。初回面接では来院者全員の同席で面接を開始することが多いが，患者抜きでまず事情を話したいとする来院者もいる。この場合，患者の許可を得られるなら得てからそのようにする。だが，その後では，来院者と患者の同席面接が必要であることを伝える。面接での要点は，連れて来た者が，患者の「なにが心配」で連れて来たのかを患者の前で語ってもらい，次に，患者に向かい「これらの心配が納得いくかどうか」を尋ねる。当然，言い合いもしくは患者の拒否的な寡黙や激怒となったりするが，よほどのものでない限り数分は見届けることで，患者と同伴来院者との関係性を把握する。その後で，たとえば以下のように述べ，多くは患者個人との面接をして，患者の怒りを解きほぐし，患者自身が「困っていること」

を語れるように導く。

> 付き添って来た○○さんは患者（本人名）さんの△△というところが心配なのがわかりました。しかしながら患者（本人名）さんにはその指摘が納得いかないということもよくわかりました。みなさんが納得できる方法を探しましょう。

　患者が治療者に困っているところを語ることができれば継続面接の可能性はみえてくる。統合失調症などの場合，それでも拒否もしくは怒りがおさまらないようであれば付き添いの者を招き入れて，薬物療法や入院の必要性と手立てについて具体的に話し合う必要性が出てくる。
　他機関からの半強制的受診の患者に対しては，以下の問いかけが治療的関係づくりに有効である。

> 二度とこのようなあなたにとって嫌なところに来ないようにするにはどうしたらよいでしょう。一緒に考えてみませんか？

3. 動機づけのあいまいな患者

　主に身体症状で他科を受診し紹介されてきたもの，境界性パーソナリティ障害もしくはそれに近似のパーソナリティ障害を背景にもっており解離性障害や抑うつなどを主訴に来院する患者，困惑で始まった統合失調症など。診療機関の特性にもよるだろうが，意外なことにこのような成人患者は多いと思う。
　身体症状を主訴に不本意ながら紹介され来院している患者に対しては，まずは主訴をあらためてじっくり聴き，前医がこちらを紹介したように精神的な誘因でも同じような症状が出ることがあることを静かに伝える。また内科的な精査を希望するのであれば紹介もするし，内科面での精査治療と並行して精神科的な治療を行ってみてはどうかと伝えるとだいたいの患者は納得し

て治療に協力的となる。

　一方，境界性パーソナリティ障害圏の患者への対応には繊細な感覚が必要とされる。簡単に言うと「治りたいが，治りたくない」「頼りたいが，頼りたくない」などきわめてアンビバレントな治療動機をもつために接近が難しい。治療者側の感覚から言うと「近づくと離れるので，黙っていると今度は攻撃的に依存をしてくる」といった具合である。このアンビバレントは患者の内なる表現としては「私は先生のことなんか嫌いよ！　でも捨てないで！」というものである。したがって治療者は，まずは主訴を中心に面接を展開しつつ，「具体的にどうなったらよいか？」といったある程度限局した治療目標を患者とともにつくりあげることに初回面接の目標を定めるべきである。このような治療目標を限局化することに患者が抵抗を示すことがしばしばであるが，初回面接で目標設定ができなければ次回もそのことについて話し合う用意があることを伝える。たとえば自傷行為，自殺念慮，自殺企図の抑制が患者自身の目標となればよい。同伴している来院者（親や配偶者，場合によっては交際中の異性）がいれば，彼らからの心配も聴く必要があることを伝え，同席して面接することも必要である。おなじく彼らと患者との関係をそこでアセスメントし，同伴者と患者の関係が熾烈なものであれば一時的な入院治療も必要であることを告げる必要がある場合も出てくる。

　その他，たとえば統合失調症の初期で，患者自身が精神的変調に困惑している場合がある。多くは家族などの付き添いがあったりするが，まずは患者の許可を得ての家族との同席面接が望ましいと思う。ここでは治療者は丁寧に患者の訴えに耳を傾けた後で，付き添いの者から患者の様子を聴く。限局した症状（不眠，被害感，思考のまとまりの悪さなど）に対して有効な薬物があることを伝え，2週間ほどは辛抱して服薬してみてはどうかと提案する。患者が逡巡していれば，2週間後にはおそらく今よりはかなり楽になっているだろうとの肯定的な見通しを示し，なんとか服薬を承諾してもらう。

C 小児・児童患者との初回面接

　一般に小さい子の精神科受診に対する動機づけを推し量ることは難しい。したがって，はじめから親の同席が望ましい。ここではまず親の訴えを，先のように「ほどよい共感」をもって聴く。このとき同時に患者が親の心配にどのように反応しているかをつぶさに観察することがとても重要である。患者に語りかけるときは同じ高さの目線で柔和に「年はいくつ？」「あなたの（幼稚園/学校の）先生は男の人？　女の人？」などの具体的な質問や「はい/いいえ」で答えられるような Closed Question から始めながら緊張の少ない関係を築き，次第に「困っていることはある？」といった自由回答を求める Open Question に移行していく。

D 思春期・青年期患者との初回面接

1. 動機づけの高い患者

　最近ではこの年齢層が単独で来院することも多くなった。主訴が抑うつだったり，友人関係の悩みだったり，家族関係での悩みだったりとさまざまである。基本的には動機づけの高い成人患者と同じ対応でよいのだが，この年齢特有の治療者に自分の苦悩を率直に開示することへの躊躇がみられることに留意する必要がある。治療者は，正確な診断をすることは二の次ぐらいの目標と考えて，良好な関係づくりを優先し，次回の来院を歓迎する旨を伝えることが必要である。

2. 動機づけの低い患者

　代表的には不登校，家庭内暴力，非行，摂食障害（とくに制限型）など。ほとんどが親がなんとか連れてきたということがすぐわかるような事例で，親との関係は大変にギクシャクしているのが手にとるようにわかる。まずは同席で面接を開始し，この親の訴えを聴きながら，この葛藤的な親子関係を

よく観察する。どちらにも肩入れしないのが原則である。

その後，患者のみで治療者と話せるかと問い親に退席を願う。患者とは「このように親と家でガタガタしていては大変でしょう」という介入から面接を展開する。語れる患者にはそのまま患者の主張を「ほどよく共感的」に聞き届け，親にどうなってほしいかを聴く。語ることに抵抗を示す患者にはじっくりと Closed Question から始めるのがよい。

その後，再び親同席で下記の言葉を述べ，あえて問題行動や症状に焦点づけしない面接が導入としては有効であることが多い。

> 親子ともども苦しい状態にあるので，まずはそこをなんとか改善していきましょう。それが問題解決の近道と思います。

3. 動機づけのあいまいな患者

代表的には境界性パーソナリティ障害が背景にある患者群である。動機づけのあいまいな成人患者の項目でも述べたが，心性としては同じものがあるが，表現は自傷行為，自殺企図の頻発など，より激しいのが常である。当然のことだが，毎日生活を共にしている家族が疲弊しているのもこうした来院者の特徴である。まずは同席を勧めるが，患者がこれを拒否する場合には患者との個別面接を優先する。「なぜ個別の面接にしたかったのか」を聴くことで，患者にとっての家族との関係があらわになり，内なる動機づけを語ってくれる場合もある。そうでないときには，家族との同席面接で，患者の様子を十分に観察しながら家族の訴えに耳を傾ける。家族の訴えが一通り終わったところで患者に感想を求め，最終的には下記のように締めくくる。

> ご家族の心配が収まるまではしばらく一緒に通院してくれませんか？ それがお互いにとってよいように思えます。

E 患者であろうと推定される者が来ない初回面接

　患者と推測される者が，来院を激しく拒否したり，家族などが当人への説得が難しいと判断して当人に内緒で来院した場合の対応について述べてみたい。治療者は来院者の話から，推定診断をつける前に，まずは自傷他害などの危険をはらむ急を要する事態なのか，そうではないのかを判断すべきである。危険と判断すればそれに対応できるような方策を迅速に示すべきである。入院施設をもつ外来への紹介，暴力ならば警察への通報，地元の保健所にも相談に行くこと，複数の保健師による訪問，往診などが考慮されるべきである。

　説得の余地がある事態と判断したなら，少なくとも家族が本日来院したことを本人に「どのように伝えるか」に知恵を絞る。そこでは推定診断がなされる必要が出てくる。「今日，医者に会って相談したところ，とにかく一度会ってみたいと言っていた。今の苦しみが楽になるお薬があると言っていた」など，本人が最も受け入れやすいであろう「誘い」を家族と一緒に勘案する。その結果を次の面接を待たずに治療者の目の前で電話で連絡してもらうといった臨機応変な対応が必要となる。本人が治療者からの電話を受け入れるようだとの家族からの情報が得られれば早い時期に電話し，直に電話で来院の必要性を説得してみる。

F 以前の治療についてきく

　初回面接で既往歴を聴く中で以前の治療（とりわけ精神科や心療内科）についてきく必要がある。治療の内容もさることながら，それ以上に以前の治療者を離れてこちらへ来院していることに注目し，前治療者（たち）にどのような不満をもったのかはきいておきたい。とりわけ紹介状がない場合はそうである。いわゆるドクターショッピングの患者については，とくにその理由をきいておきたい。「話を十分に聴いてくれなかった」「頭ごなしに決めつけられた」「睡眠薬の増量を要求しても増やしてくれなかった」「苦しさが伝

わらなかった」「話しづらかった」「時間をかけてくれなかった」などなど前医の風貌から態度，言動について不満を抱いていたことが，「躊躇しながら」あるいは「せきを切ったかのように」語られたりする。

　こうした情報が意味するところは，（ゼロではないにしろ）現実の前医の問題点というよりも患者のパーソナリティと大いに関係しているのではと推察してみる必要がある。つまり医師への信頼が築けない，医師に常に不信感をもっている，依存や要求が満たされないと攻撃的になる，わけもなく緊張して肝心な話ができないなどさまざまである。したがって，同じことが治療者との間にも今後起こりうることは当然予測しておくべきである。この問題を患者との間で治療的に取り上げて扱うべきかどうかは治療者の裁量による。

　また，しばらく前医との治療が継続していて転院してきた患者には，前医の「よかった点」についてもきいておく必要がある。同じことがこれから起こりうること，そして前医への好感が不満に転じた事態についてきくことが継続治療のための参考になる。

G まとめ

　以上，患者の治療への動機づけという側面から初回面接について筆者の臨床経験を述べてきた。たくさんのバリエーションがあるという現実をかえりみず，典型例を示したために，その対応に固定的なイメージを植えつけたのではないかとの懸念がつきまとう。しかし，冒頭で示した「なぜ」・「今」・「この人（たち）」が来院したのかという問いは，常に初回面接で治療者自身が専門家である自分に問うてみる必要があると思う。精神疾患の多くは患者の過去あるいは現在（さらには未来の）環境に由来することが多いという現実がある。精神科医とは，そのような視点をもった専門家であるべきと思う。

CHAPTER2 初回面接の基本

2. 診断面接の進め方

岡野憲一郎

　精神科における初回面接は，その形式や目的としてはさまざまなものが考えられる。私の論じるのは，その中でも診断を目的とした初回面接である。それを一定の手順に従ったものとして論じるが，あくまでも一つの例として考えていただきたい。

　患者とのかかわりでまず求められるものは，理にかなった精神医学的な診断であり，治療方針もそこから定まることになる。ただしそれは精神科医が観察者として無機的な態度で患者に接することを意味するわけではない。あくまでも患者を一人の人間として尊重し，その面接について丁寧に説明し合意を得た上で行われなくてはならないのである。

　治療にはまず診断が不可欠であるという考えには異論もあろう。診断基準は地域や時代により大きく変化する恣意的なものであるのも事実である。しかし臨床家たちが共通の基準をもつことの意義もまた大きく，その点についてまず以下に述べたい。

Ⓐ 診断は治療者間のコミュニケーションの手段

　わが国の臨床家からはしばしば既存の診断基準に対する不満がきかれる。たとえば米国のDSMは操作的すぎる，発症の経緯の理解等を含めた総合的な視点に立っていない，などの不満は十分理解可能である。ただしDSMの利点もまた無視はできない。意見の相違はあれ，米国のすべての精神科医が同一の診断基準を用いているということ，そしてフィールドトライアルを重ねてその不備を修正する努力を過去30年間行ってきたことは評価すべきであろう。そして共通の診断基準は臨床家の間でのコミュニケーションの手段として用いることが可能である点をここで強調しておきたい。

たとえばA医師がある患者についてメランコリアの特徴を伴ううつ病（DSM-5）と診断し，それをB医師に伝えるとする．同じDSM-5を用いているB医師はそれを受けて「そうか，A医師は患者がこれらの診断基準を満たしていると考えたのか」と理解するであろう．もちろんB医師がそれに同意する保証はないとしても，このようにしてA医師の思考過程をある程度たどることができるのである．そしてその際重要なのは，二人が同じ診断基準を用いているということであり，その診断基準が測定者間の一定の信頼性（inter-rater reliability）に裏打ちされているということだ．

このような意味で統一した診断基準を用いた精神科医の診断能力を高める努力は必要不可欠といえ，わが国の卒後教育の中心テーマの一つと考えるべきであろう．ちなみに米国などでは，精神科の認定医試験において，この診断面接の実技を課している．

B 診断面接の進め方（30分面接をもとにした例）

次に診断を目的とした初回面接の実際の内容について，30分面接を例に論じる．そこで把握すべき内容としては，基本データ（性別，年齢，居住環境，職業，既婚か未婚か，など），主訴，現病歴，既往症，社会生活歴，家族歴，精神症状などであり，面接者がそれらに従って臨床像を描き，診断をくだした上で治療方針を立てるところまでがこの診断面接に含まれる（**表1**）．

1. 前半（0〜15分）

この時間は，患者の現病歴のあらましを描き出すことに全力が注がれるが，それに先立って重要なのが患者とのラポールの形成であり，面接構造の設定である．最初の3〜5分はこの作業にあてられなくてはならない．有効な情報の聴取は，よりよいラポールと安定した治療構造の上になされる．

a. ラポールの形成

出会いの際はまず面接者は患者を穏やかな笑顔で迎え入れ，座るべき場所を示し，自己紹介をして来談したことへの敬意を表する．この時点で気候や

表1 診断面接の進め方（30分面接の場合）

1.	前半（0～15分）	ラポールの形成，主訴および現病歴の立体的な理解
2.	中盤（15～25分）	併存症，既往症，社会生活歴，家族歴，医学的問題等の把握
3.	終盤（25～30分）	精神症状検査（MSE）
4.	締めくくりの言葉	面接の終了

時勢についての会話を織り込んでもいいだろう。この最初の出会いで患者の表情がいくぶんでも和んだことを確かめたい。そしてこの面接が30分であり，さまざまな質問がなされることを伝え，また患者の個人情報は保護されることを告げる。さらに「ただしおっしゃりたくないことならお答えにならなくても結構ですよ」と付け加える配慮も必要である。

　この最初の段階で早速基本的データを集め始めることも方針としてはありうる。患者の年齢，居住環境，職業の有無，婚姻歴などは，いずれは聴取しなくてはならない重要な情報である以上，最初にチェック項目のように尋ねてしまうことも有効であろう。ただしそれもラポールの初期段階が成立していることが前提である。患者の側が「いきなり個人的なことを根掘り葉掘りきかれてはたまらない」と感じてしまうようでは，面接はよい滑り出しを得たとは決していえない。

b. 主訴

　面接の初期にはできるだけオープンクエスチョン（解答が，「はい，いいえ」のように限定されていない質問）を投げかけるべきであるとされる。それにより患者がそのテーマを扱う様子を観察できるからである。そして最初の質問としては，それに対する答えに高い情報価値を期待できるものを選ぶべきであろう。たとえば「来談した一番の理由はなんでしょうか？」「現在一番お困りのことはなんでしょうか？」などの主訴を引き出すような質問である。

c. 現病歴

　前半の残りの時間は，主訴に関連した現病歴をとり，その輪郭を立体的に把握することに費やされる。すなわち発症に際してストレス因はあったの

か，発症の仕方は緩徐か急激か，患者の機能レベルはどの程度低下したのか，身体疾患や器質因の関与はどうか，かつて同じような問題で治療したことはあるのか，などが問われることになる。この時点では精神医学的な既往症（現在の問題とは別個の精神医学的問題の治療歴）まで踏み込む余裕はないかもしれないが，その有無について簡単に尋ねておく価値は大きい。なぜならその既往症のあり方によっては，今後の面接の方針に大きな影響を与える可能性があるからだ。

例として診断面接で最も出会う可能性の高いうつ病について考えよう。最近のうつのエピソードをもとにその現病歴を把握する際に，もし過去のアルコール依存症の入院治療歴や甲状腺機能障害の治療歴が情報として加われば，そのうつの理解もさらに深まることになろう。

ちなみにうつのエピソードを聴取した際に必ず忘れてはならない質問がある。それは現在および過去の自殺念慮や自殺衝動に関して，そして過去の躁状態についてである。米国の認定医試験ではこれらの質問を欠かしたというだけで不合格になったケースもきかれる。

2. 中盤（15〜25分）

a. 併存症，および既往症

この時間帯でカバーしておきたい内容はきわめて多い。以下に述べるとおり，最後の5分を精神症状検査に費やす場合にはとくにそうである。前半の15分で患者の現病歴についての輪郭は把握してある。しかし患者は主訴には含まれていないような精神科的な問題を現在または過去にもつ可能性があり，面接者はそれを聞き出していかなくてはならない。先ほどのアルコール中毒の治療歴のあるうつ病の例などでは，面接者がことさら現在の飲酒状況や飲酒歴について尋ねない限り，患者のほうからそれが積極的に伝えられる可能性は高くはないからである。

患者のもつ併存症や既往症を探求する方法としては，一つには患者にとってわかりやすい言葉で症状の有無を順次きいていくということがある。たとえば「突然急に不安になったり，居ても立ってもいられないと感じたり，心

臓が止まるのではないかと感じたりしたことはありますか？」「一つのことが頭を離れずに，それを繰り返し行ったり考えたりすることはありますか？あるいは…」というふうにである．最初の問いはパニック発作について，二番目は強迫症状についてきいているわけだが，精神科的な基礎知識をもたない患者には，このように平易な言葉で尋ねる必要があるのだ．しかしこの路線で PTSD，社交恐怖，摂食障害…などの神経症圏の病気について網羅的に尋ねる時間的な余裕はない．そこで代わりに次のような質問をすることもある．

> 精神科にはうつ病以外にもさまざまな問題があります．たとえば不安に襲われたりすることはありますか？ あるいは一つのことがやめられずに困ったりすることはありますか？

　こうして不安についてきくことで，不安障害一般を広くカバーすることになり，パニック発作や PTSD に悩む人はすぐにピンと来て肯定するだろう．また「一つのことがやめられないことはないか」という問いは，強迫症状以外にも過食嘔吐や薬物やアルコール依存，買い物依存やパチンコ中毒など，さらには家庭内暴力や異常性癖などの嗜癖や衝動コントロール障害なども広く含み込むことになる．
　精神科受診歴のある人の場合には次のようにきいていくことも可能である．

> 先ほど以前に精神科の先生におかかりになっているとおききしましたが，診断名についてはたとえばうつ病以外にはなにかおききになっていますか？

　もちろんそこで出てきた診断名は，それをうのみにするのではなく，過去の問題の一つの目安とすることに意味があるのである．
　ところで肝心の統合失調症の可能性についても検討する必要があるが，その既往の有無はだいたいこの時間帯になるとおのずとわかってくるはずであ

ろう。また最後の精神症状検査で幻聴や被害妄想の有無は再確認されることになる。

b. 社会生活歴，家族歴，医学的問題等

　残された時間でこれらについての情報を得ることになるが，もちろん詳細に尋ねるだけの余裕はない。そこで診断に関連する可能性のある内容について大まかに尋ねることになる。幼少児については「小さい頃の思い出で，なにか心に深く残ったことがありますか？」ときくことで，主観的な体験としてはすでに多くのことをカバーしていることになる。ことに虐待関係の問題については，「小さい頃になにかとてもつらい思いをなさったことはありますか？」と尋ね，相手の反応をみながらさらに詳しい質問をすべきかを判断する。学童期については，養育者との関係はどうだったか，友達はいたか，成績はどの程度であったか，あるいはいじめや不登校の時期はなかったかはいずれも重要な問いである。さらには落ち着きのなさ，他者とのコミュニケーション上の問題について尋ねることで発達障害の可能性を探ることになるが，もちろん当人自身から得られる情報には限界が伴う。思春期，青年期以降については，最終学歴やその後の職歴についてもきいておきたい。また異性との親密な付き合いや結婚の経歴にもふれる。社会生活歴としては習慣や趣味，喫煙や飲酒などについても質問を向けておきたい。

　家族歴については，たとえば次のように尋ねる。

> ご家族や親戚の方々で，精神科的な問題を抱えたり，治療を受けられたりした方はいらっしゃいますか？

　医学的な問題については，これまで患った大きな身体疾患についてきき，精神科疾患が随伴することが知られているものについては，さらに詳しく聞き取る必要があろう。

表2　精神症状検査（MSE）

外見，言葉と会話，思考（過程と内容），感情，認知機能，見当識，記憶，一般常識，知的レベル，抽象思考，判断力など

3. 終盤（25〜30分）

　診断面接の終了までに行うのが望ましいのが，精神症状検査（mental status examination：MSE）である。これはたとえば内科医が問診を行った後に実際に触診や聴診などの検査を行うプロセスになぞらえることができる。ここで確認するべき項目の内容およびその具体例を**表2**に示す。

　もちろんこの精神症状検査のすべての項目について確認するためには，とても最後の5分程度では足りないのも明らかである。ただし実はこれらのいくつかはすでにこれまでの面接のプロセスで問われているであろう。そして中には観察のみで足りるもの（外見，言葉と会話，情動など）もある。したがってこの最後の精神症状検査は，実際には部分的にのみ行われたり，全体が省略されたりすることもありうる。

C　診断面接の終了

　こうして診断面接の終了を迎えるが，最後には締めくくりの言葉が必要となる。「短い面接ではありましたが，だいたいご様子をうかがえました。この面接の結果や治療方針については後ほどお伝えいたします。お疲れ様でした」などの言葉で面接を終了することが適当であろう。ただし実際の診療場面では引き続き患者に対して診断的な理解や治療方針の説明を続けることになるであろう。

コラム

研修医時代の思い出

　精神科の研修時代の記憶をたどると，何人かの女性の患者さんたちの顔が浮かぶ。私は彼女たちの対応にずいぶん苦慮した記憶がある。その中でも一番印象に残っているのは，当時50歳代だったある女性Aさんである。Aさんは独身で，過去にさまざまな苦労を重ね，とくに男性からの裏切りを繰り返し体験したという。そのためにうつ状態が高まり，同時に胸苦しさや不安に襲われて私の研修先に入院していた。細かい治療経過はもう覚えていないが，明確に記憶に残っていることがある。それは私がAさんの話を注意深くきいているつもりなのに，次第に彼女が激高するようになっていったことである。私のうなずき方や話をきく態度に不満をもらし，興奮し始める。最初は机をたたくことから始まり，暴言を吐き，灰皿を投げつける（といってもペラペラのアルミ製のものだったが），スリッパを投げつける（といっても軽いビニール製のものだったが）などと発展していった。私は困りきってはいたが，時々飛んできたものをよける以外はじっと見守っていたのである。彼女の体格が非常に小柄で，彼女の荒々しい振る舞いもさして脅威に感じられなかったという事情は確かにあったと思う。しかしそれにしてもどうして彼女があれほどまでに私に怒ったのだろうか？

　実は同じような形で私に抗議する患者さんたちは他にも数人いた。さすがに物は投げてこなかったが。Aさんを除いて皆20歳代の女性である。私がわかってくれないと言って声を荒げ，床に座り込むたびに，私は困惑した。こちらは一生懸命きいていたつもりだが，あの頃頭で学び始めた精神分析理論を誤解していて，対応が杓子定規だったり無表情だったりしていた可能性もある。

　結局3, 4年もするとそのような反応をする患者さんは私の周囲にはいなくなっていったが，理由はいまだにわからずじまいである。しかしやはり私が若くて，一方では精神科医としての威厳を示そうと思い，同時に一生懸命彼女たちの話をきこうとつつ，圧倒的に経験値が不足していたことが関係していたのだろう。そのバランスがいかにも中途半端で，患者さんたちをイライラさせたのだ。しかし小さい頃から感情的な巻き込まれをあまり体験したことがなかった私には，彼女たちとの緊迫した体験は大きな意味をもっていた。その後私はアメリカではるかに体格のいい患者たちと，病棟や保護室での緊迫した状況で向き合うことになったが，日本での研修医としての体験はなんらかの助けになっていたような気がする。

（岡野憲一郎）

CHAPTER2　初回面接の基本

3. 神経症の初回面接

中村　敬

　初回面接の目的は，必要な情報を収集し，診断をつけるとともに初期治療の方針を定めることだろう．だが，初回面接の時点からすでに治療は始まっている．それは今後の治療に不可欠な協働関係を患者との間に築く第一工程という意味である．そこで本稿では，良好な治療関係を築くための配慮を交えながら，通常の精神科臨床における初回面接のポイントを述べることにした．今回は神経症圏の患者を念頭において記述した．

A 主訴

　患者を診察室に招き入れ，挨拶を交わし，医師が自己紹介を行うことは初診面接の最初の手続きであるが，他の著者が詳述しているため，ここでは次の問診のステップから論じることにする．

> 今日はどのようなことでおいでになりましたか？

> いま一番お困りのことを教えてください．

　医師は冒頭，このような質問によって，患者の主訴を同定するだろう．たとえば「人前で緊張して思うように話すことができない」「汚れが気になって何度も手を洗わないといられない」「電車に乗ると心臓がバクバクして居ても立ってもいられなくなる」というように，医師がすぐにも精神医学的症状を念頭に浮かべることのできるような明瞭な主訴がある．その一方，患者自身が容易に言語化できないことを思わせる漠然とした訴え，たとえば「なにかうまくいっていないような気がする」といった陳述に遭遇することがある．

そのようなあいまいな訴えをきくと，「それはどんなことについてですか」「人間関係のことをおっしゃっているのですか」といった質問を通してなるべく明瞭な答えを引き出したくなるものである。けれども初回面接の冒頭で，あまり深入りする必要はない。この時点での矢継ぎ早の質問は，患者にとって侵入的でありすぎるかもしれないからである。1, 2の質問によっても依然として漠然とした返答しか戻ってこないようであれば，とりあえず患者の言葉をそのまま診療録に記して現病歴の聴取へと移ることである。

B 現病歴

　現病歴の聴取においては，主訴として同定された症状が，いつ，いかなる状況で始まったのか（起始）を明らかにすることが出発点である。「人前で緊張して思うように話すことができない」という主訴を例にとって述べていくことにする。「はじめてそのような緊張を自覚したのは，いつ，どんな場面だったでしょうか？」という問いに対して，「高校1年のとき，授業中に先生から質問され，しどろもどろになってしまったときです」といった返答が返ってきたのであれば，そのような体験と患者の症状（対人緊張）とのつながりはよく了解できるだろう。それに対し「電車の中で，突然皆が自分を見ているような気がしてからです」というような，直ちに了解の困難な返答が返ってきた場合には，もう少し詳しく患者の体験を尋ねていかなければならない。患者の体験が心理的に了解可能か否かということは，面接の過程で精神科医が常に意識しておくべき事柄である。

　さて，主訴の初発状況（起始）が明らかになったなら，通常はそれ以降の経過を尋ねていくところだが，その前に念のため

> それ以前に，なにか気になるようなことはありませんでしたか？

という質問を忘れないようにしたい。主訴が必ずしも患者の精神病理の主たる問題とは限らない。「そういえば，授業中の出来事の数ヵ月前から，お前は

馬鹿だと嘲る声がしばしば聴こえていました」というような事態も，ないとはいえないからである．

　さて，経過をたどるには，症状の時間的，空間的なプロセスを明らかにしていくことが必要である．症状が軽快または消失した時期があったか，それとも次第に増悪してきたか，症状内容に変遷はあったかなどの時間的プロセス，および症状の出現が初発時と同様の状況に限られているのか，それとも次第に出現する場面が広がってきたのか，といった空間的プロセスである．こうした症状自体の経過とともに，症状を患者自身がどう受け止め，どう対処してきたのかという点も重要なポイントである．「（主訴に対して）どのように解決しようとしてこられましたか？」といった質問を向けてみるとよい．患者によっては，自らの症状を病気もしくは「障害」に起因する症状ととらえ，それを取り去るためにすでに精神科を受診し服薬をしてきたかもしれない．その場合には治療歴を確認することが不可欠である．しかし別の患者は，対人緊張のような症状を自己の人格的弱さとして受け止め，それを克服するために医療とは別個の自己鍛錬―自己啓発セミナー，断食，武道など―に努めてきたかもしれない．このように同一の症状であっても，自己にとっての異物と見なして，薬物などによってそれが除去されることを期待するといった受動的対処から，自己の内なる問題（欠陥）として受け止め，修養や鍛錬によって乗り越えようとする能動的対処まで，患者の受け止め方と対処の仕方には相当の相違がありうる．そのような患者のパターンを知ることは，今回の治療に対して「もっとよく効く薬を処方してほしい」ということから「症状をコントロールできるような手立てを身につけたい」といったことまで，患者がどのような期待を寄せているのかを推察する手がかりにもなるのである．

Ⓒ 既往歴

　精神症状を惹起し，あるいは修飾するような身体疾患は数多い．したがって，これまでの身体疾患と治療の既往を尋ねることは不可欠である．たとえ

ばパニック様発作を訴える患者には，ことに甲状腺機能亢進症との鑑別が必須であるし，頻度は低いが褐色細胞腫の可能性も頭に入れて高血圧の有無を確認すべきである。またアパシー症状の患者には，甲状腺機能低下症や電解質異常，脳器質性疾患などの可能性が除外できるかどうかを考慮しなくてはならない。さらにコーヒーやアルコールなどの嗜好品と常用薬物についての質問も欠かせない。パニック発作が多量のコーヒー（カフェイン）の摂取によって誘発されることはよく知られている。不安や抑うつがアルコール依存に起因する場合もあるし，また不安や抑うつ症状に対する対処として抗不安薬を頻回に服用したり過度の飲酒をしているうちに二次的に薬物やアルコール依存が形成される場合もある。いずれにせよ物質依存が共存する場合は，治療方針を立てる上で優先的に考慮しなければならない問題になる。

D 家族歴

　家族歴を聴取するには，両親，同胞，配偶者，子どもを中心に，適宜周辺の親族についても，「お元気にお過ごしですか？」「これまでに精神科や心療内科を受診した方はいらっしゃいますか？」といった質問によって，状況を尋ねることが一般的なやり方であろう。多くの精神疾患には家族性が認められ，また家族性を確認することは診断の参考にもなるからである。時間の制約があるとはいえ，死亡した家族については「なんでお亡くなりになりましたか？」と死因を確認しておくことが重要である。自殺は家族にとって恥ずべきことと考える人はいまだ少なくない。このような場合，尋ねられなければ自分から報告することは稀であろう。また行方不明者，アルコールや薬物に依存している家族の有無もなるべく確かめておきたい。

E 病前性格

　近年，病前性格の把握は等閑視されがちであるが，典型的な性格類型を頭に入れた上で，患者の性格傾向を確かめ，どのようなタイプとしてとらえら

れるかを吟味することは，診断はもちろん，治療方針を定める上でも貴重な情報になりうる。

　筆者は通常，「大雑把に言って外向的（社交的）な方ですか，それとも内向的（非社交的）な方ですか？」という問いから始めることにしている。はじめに大きく網をかけ，次第に絞り込んでいくという方法である。次には「几帳面，あるいは完璧主義の方ですか？」と質問し，几帳面であるなら「とくにどんな点についてですか？」という問いを重ねる。さらに「神経質または心配性ですか？」「マイペースな方ですか，それとも他人に気を遣う方ですか？」と尋ねることにしている。特に仕事や他人との約束事について几帳面で他者配慮が優位であればメランコリー親和型性格が考えられるが，私有物が所定の位置にあるかどうかなど自己本位の几帳面さが優位で，自分のペースを頑固に譲らない傾向にあれば強迫（制縛）性格の可能性が高い。また内向的だが几帳面，神経質といった特徴がみられず，むしろ無関心さが目立つようであれば統合失調（気）質の可能性を考える，というようにである。

F 生活歴

　患者の生活史を理解することは精神科臨床において最重要の課題の一つである。けれども限られた初診の時間で，生活史の全体を把握することは不可能であるため，初診時にはポイントを絞り，2回目以降の診察において徐々に理解を深めていくという方策が現実的である。

　小児期には，出生地，両親の職業，成育態度，誰が主として患者の養育にあたったか，離別や死別の有無などが必要な情報であろう。思春期には学校，学業成績，長期にわたる欠席の有無，クラブ活動，親しい友人がいたかどうかなどがポイントになる。さらに成人期には最終学歴，職歴，婚姻歴を順次たどっていく。

　こうした生活歴の聴取においては以下の点に注意を払いながら問診を進めることをお勧めしたい。第一に病前の社会適応レベルがおよそどの程度であったのかをイメージすることである。一般論としては，病前の社会適応レ

ベルが高い人のほうが予後がよいとされており、筆者の経験からしてもそれはおおむね妥当する。第二は発症以来、症状が患者の生活にどのような影響を及ぼしてきたのかという点である。たとえ病前の適応レベルが良好であっても、症状の出現以降、急速に社会生活から撤退してしまったのであれば、その患者にうかがわれる回避傾向は今後の治療に立ちはだかる問題であるかもしれない。このように症状が生活に及ぼしてきた影響を知ることは、現病歴で述べた受け止め方—対処の仕方とともに、患者の特性を推し量り、治療の焦点をどこに合わせるかを考える上で重要な情報である。第三には患者がこれまでの生活の中でなにを大切にし（価値をおき）、どのようなことを望んできたのかという点である。たとえば対人緊張の患者が自尊感情を回復する起死回生の策として、特定の資格試験を受験し続けてきたとしよう。患者はそのような資格によって他者からの評価を得ること、また自立した生活を営むことを切望してきたことだろう。ことによるとその資格は患者の能力からすると実現性に乏しく、また受験勉強に自分を封じ込めることによってますます社会関係から孤立する結果を招いてきたかもしれない。そうであれば患者の努力は意図した方向とは逆行するものであったわけだが、それでも困難を自力で挽回しようとする傾向は、ひとたび軌道修正がなされれば今後の回復を促す原動力になるかもしれないのである。第四には生活史を通じて、患者が信頼を寄せることのできた人物が存在するか、いたとしてその人は現存するかどうかという点である。「親身に相談に乗ってくれる人、あるいは困ったときに助けてくれそうな人が身近にいましたか？」という直接の質問を向けてもよい。そのような人物の存在は、患者の健康な部分の発達に寄与したであろうし、これからの治療の中で重要なキーパーソンたりうるかもしれないからである。言うまでもなく、第三、第四の問いには患者の治療に寄与しうる潜在的な資源を見出す意図が込められているのである。

Ⓖ 現症の把握・（暫定）診断・治療方針の策定

　生活歴まで聴取した後は、「では、あらためて最近の状態についてうかがい

ます」という前置きによって，現症を把握することに向かう。ここでは主訴について「～ということでしたね」と再確認しながら，いくつか補足的な質問，たとえば「とくにどんな場面でそのような症状が強まりますか？」といった問いを補っていく。一例を挙げれば，わが国の典型的な対人恐怖症の患者は，一般に数名程度の半見知りの人前，同性同年輩の集団において最も緊張を覚えることが特徴とされている。このような典型的な症状出現状況が認められれば，診断を補強する根拠にもなるのである。また「症状のために実行が困難になっていることがありますか？」「仕事には休まず行かれていますか？」などの質問によって，症状の程度と最近の生活状況をあらためて評価することも必要である。

次には，比較的最近の症状体験を一つ取り上げ，医師はできるだけその状況を心に思い描いた上で，あらためて「そのときはどんな気持ちでしたか？」という質問を向けてみることである。そして語り出された患者の感情には「それはつらかった（不安だった）でしょうね」といった言葉を添えて，さりげなく共感を伝えておくのである。さらに「症状がよくなったら，どんな生活を送りたいですか？」という質問を加え，患者の今後の生活に対する願いに耳を傾けることである。このように症状に伴う感情に共感を寄せ，患者の希求を肯定的に受け止めることは，良好な治療関係を促し治療に対するモチベーションを高めることに寄与するだろう。

ところで問診を進めるうちに，医師の念頭にはいくつかの鑑別診断や可能性の高いコモビディティが浮かんでくることだろう。主訴以外の症状については，構造化面接手順などに沿って網羅的に質問を行う方法があるが，筆者は日常臨床では時間の制限もあるため，そのような面接手順は用いていない。その代わり，鑑別診断やコモビディティの評価のためにいくつか重要な症状の有無を確認するようにしている。たとえば「一人でいるときにも，急に強い緊張や不安が出現することがありますか？　特定の場所で起こることはありますか？」「いろいろなことが次から次に心配になってリラックスできない状態が続いていますか？」などの質問によって，主訴以外の不安症状の有無を評価する。また「憂うつな気分がしばらく続いていませんでした

か？」「(趣味などについて) これまでと同様に興味を覚えますか？ 楽しめますか？」「仕事やその他のことに，ふだんと同様の気力がありますか？」といった質問により抑うつ状態の有無を確かめる。さらに患者の訴えに妄想的なニュアンスが認められた場合には，そのような考えにどの程度確信があるかを尋ね，「そのような場面で，自分のことを悪く言うような声を聴いたことがありますか？」など関連する精神病症状の有無も確認しておくべきであろう。なお精神症状の評価とともに，全身倦怠感の有無，睡眠や食欲などの身体状態の評価も忘れてはならない。

　以上のような問診により現症を把握したところで，暫定診断をつけ，初期治療の方針を検討する。なお依然として鑑別が必要な障害があれば，診療録に記載しておく。また診断を補強するために，必要に応じて血液・尿検査や画像検査のオーダーを行う。時として初診の時点では診断がつかない場合もあるが，2, 3回の診察までには暫定的な診断を絞り込む必要がある。いつまでも診断をつけずに対症的な投薬を漫然と行うことは，後々状態を慢性化させたり不要な投薬に帰結するおそれがあることを肝に銘ずるべきである。

H 診たて・治療の説明

　さて，初回面接の締めくくりの作業が，診たてを伝え，当面の治療について医師の方針を説明して同意を得ることである。

　診たてを伝えることは，必ずしも診断名の告知を意味するものではない。それ以前に，医師が患者の抱える問題をどう理解したかを要約して提示することである。

> 今日お話をうかがった限りでは，人前で緊張して思うように話すことができないという悩みがさまざまな場面に広がって，仕事にも支障をきたすようになったということですね。このような状態を私たちは社交恐怖（社交不安障害）と呼んでいます。高校時代からこのことに悩み，それを克服しようとさまざまな努力をなさってこられたようです。

> けれども緊張すまいと思えば思うほどますます緊張するようになってしまったのでしたね。今日こちらにいらっしゃったのは，そうした緊張をなくして，もっと会議では積極的に発言したい，同僚とも気さくに話をしたいと望んでいらっしゃるのですね。

　上記の例のように，疑問形で提示することによって，患者の同意が得られるかどうかを確かめていく。診たてを伝え終えた時点で「なにか間違った点や追加すべき点がありますか？」という質問も忘れないようにしたい。
　そして治療に対する患者の要望を確認した上で治療方針を示し，同意を得るのである。

> 〜というタイプのお薬を補助手段として処方しようと思います。けれども最も大切なことは仕事や生活を立て直そうと患者さん自身が取り組んでいくことであり，それが回復の一番の力になるでしょう。どのように取り組んでいけばよいかは，今後の面接でよく話し合っていくことにいたしましょう。

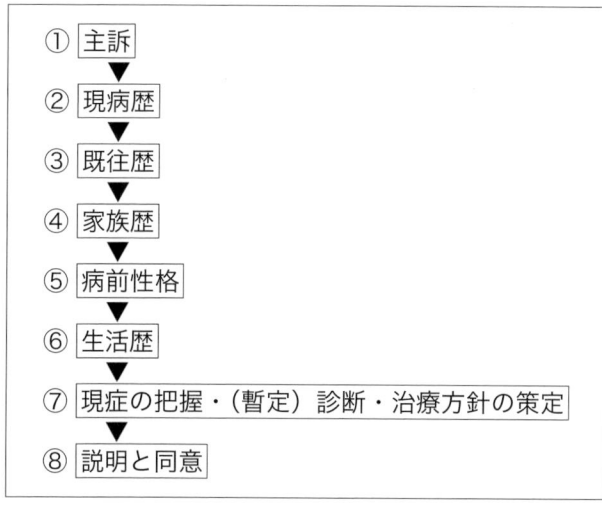

```
① 主訴
  ▼
② 現病歴
  ▼
③ 既往歴
  ▼
④ 家族歴
  ▼
⑤ 病前性格
  ▼
⑥ 生活歴
  ▼
⑦ 現症の把握・(暫定)診断・治療方針の策定
  ▼
⑧ 説明と同意
```

図 初回面接フロー

まとめ

　ここでは神経症圏の患者を念頭に，通常の精神科臨床で行われる初回面接を想定し，問診のポイントを述べた（**図**）。

　初回面接では，対象である患者の状態像や特性をなるべく客観的に把握することが求められる。だが，そうした客観的把握だけではなく，独自の人生を歩んできた主体としての患者を知ろうと努めることも忘れてはならない。患者自身が症状をどのように感じ，どう受け止め対処してきたのか，どのような生活を望んでいるのかを医師が理解し，患者の感情や希求に共感を寄せる姿勢が治療関係の基盤になることをいま一度銘記しておきたい。

CHAPTER2　初回面接の基本

4. 大学病院での初回面接

中尾智博

A　面接の始まる前に

　なにごともはじめてというものは期待や不安，緊張といったさまざまな感情を伴うものであるが，人と人がはじめて出会う場面というのはその最たるものであろう。そしてその場面が精神科臨床における治療者と患者として，ということになると，その場面はいっそう多くの感情を対面する両者に引き起こすはずである。

　筆者は長く大学病院に勤めており，そのシステムの中で働いている。そこでは新規の患者は予約制であり，決められた曜日に外来医長が簡単なセレクション面接を行い，10名程度の教員の中からその患者に最も適切と外来医長が判断した教員が担当となる。あるいは，筆者が専門とする不安障害の患者は，紹介等によって直接筆者に診察予約が入る。初回面接に入る前に研修医やコメディカルによる予診が行われる場合もあるが，今回は直接本診察を行う場合について記す。

　事前に患者が書いた問診表に目を通す。筆者が研修医だった頃から変わらないA4両面の用紙である。「どういったことでお困りですか」「いつからそのことでお困りですか」「今回の受診でどのようなことを希望されますか」といった短い質問が並び自由記載できる余白がある。なにげない紙切れだが，そこに落とされた文字，書かれた文章はその患者に対するこちらの想像を豊かにしてくれる。また紹介患者では多くの場合，前医からの診療情報提供書が提出されている。こちらは診断，治療経過，投薬内容に至るまで具体的な情報が記されており，患者像をむしろ規定し，間近に迫った診察がぐっと現実味を帯びてくる。

　患者を診察室に呼ぶ。個人情報保護のため，受付番号が音声案内とともに

診察室外のモニターに表示されるシステムであるが，新患の場合このシステムには休んでいただき，受付クラークに尋ね，患者のもとへ歩み寄り，声をかけるようにしている．「〇〇さん」．それなりの広さのある外来待合室，どこに，どのように座っているかも大事な情報である．付き添いの家族との距離感，こちらについてくるときの歩み，表情にも注意を払う．この時点で，強い不安や焦燥，興奮，混乱，奇異な言動がみられる場合もあるかもしれない．その場合は精神科救急対応が必要になるが，ここでは通常の面接が始まった場合を想定して，場面を進めよう．

Ⓑ 初回面接の進め方

1. あいさつと雰囲気づくり

診察室に患者を招き入れたら，あらためて初見の挨拶を行う．穏やかな笑顔を浮かべながら軽く目線を合わせ，丁寧な口調で名を名乗り，相手の名前を確認し，面接を開始する．

> 〇〇さん（フルネームで）ですね．はじめまして，本日担当させていただく中尾と申します．どうぞよろしくお願いします．

ここで付き添い者がいた場合，患者本人の意見を問うた上で，同席での面接を開始するか，付き添い者にはいったん退室してもらい後に招き入れるかを判断し，どうするかを告げる．ここで，患者の希望で受診したのか，それとも家族など付き添い者が受診を促してやってきたのかという点も大事である．患者の希望であれば患者の話を中心に面接を展開すればよいが，患者に治療する気持ちがない，病識がないという場合には患者の話は膨らみを欠き，時に事実とは異なるものになるかもしれない．そのような場合，患者の面接が終わった後に患者に断りを入れて付き添い者のみの面接を行い，不足した情報を補う．

表1	雰囲気づくりの8ヵ条
	・あたたかい雰囲気を
	・患者が話しやすい雰囲気を
	・相手のペースにあわせて
	・これまでの苦労をねぎらう
	・できていることを見つける，褒める
	・一緒に治していくスタンスで
	・わかりやすい言葉で伝える
	・時にユーモアを交えて

　面接は基本的に，場の緊張を和らげるように進めてゆこう。患者は治療場面において緊張や不安を表出する。これらの緊張や不安を軽くするためになるべくやわらかな雰囲気，声，態度を心がける。しばしばユーモアを交えた会話によって緊張を解くことも行う。もっとも雰囲気というものはさまざまな要因の影響を受ける。患者によってはやわらかすぎてもわざとらしく感じる場合があるかもしれないし，無骨でも生真面目な態度に安心を得る場合もあるであろう。相手に対する気遣いを雰囲気として醸し出すことが大事と考えている。**表1**に筆者の心がけていることを列記する。

2. 面接の実際

　面接が始まる。相手が問診票に書き記した言葉を反芻する。「〜ということでお困りなのですね」と問いかけ，患者が言葉を発して，話し始めるのを待つ。書かれたものが短い言葉であったり，意味がとりにくいときは，「これは〜ということですか？」など，なるべく平易な言葉で相手の意を量りながら，相手の言葉を引き出すように簡潔に質問を投げかけよう。基本的には患者の語りを大事にし，適度にあいづちを打ちながら相手のペースで話してもらい，治療者は必要最小限に舵をあてる（方向修正する）程度の気持ちでいよう。そのほうが，治療者が流れを規定しながら進めるよりも相手に関する多くの情報を得ることにつながるからである。

　まず，相手が困っていること，多くの場合は症状であるが，それを詳しく

聴き取ることは，筆者が最も大事にしていることである．主訴に沿う形で，時間をかけながら，相手の言葉に共感を示す言葉やうなずきを投げかけながら，ゆっくりと話を聴く．たとえば「手洗いに時間がかかって生活しづらい」という主訴をもつ患者であれば，どのような場面で，なにを心配して，どれくらいの時間をかけて，どのようなやり方で手を洗うのか，丹念に聴く．この場合も実際に手洗いを行うような場面を尋ね，なるべく具体的にその場面について語ってもらうとよいであろう．

さらに一日の生活がどのように行われているか，症状によって日常生活や学業，仕事，対人関係にどのような影響が生じているかを聴き取り，本人の生活状況をまるでみてきたかのように具体的にイメージできるようにする．詳細な聴き取りはその症状が本人にとってどのような意味をもつのかを理解する助けにもなるし，患者にもこちらが相手を真摯に理解しようとしていることが伝わるため，信頼関係を増す効果もある．

引き続いて，症状がいつ頃から出現し始めたのか，どのような経過を経て現在の状態に至ったのか，これまでに治療を受けたことがあるか，その内容は，など現病歴を聴取する．紹介状に情報があれば，その内容を確認しながら行う．同時に，発症時期から現在に至るまでの生活状況，学歴，就労歴，婚姻歴などについて，それらへの症状の影響を確認しながら聴いていく．家族構成，家族歴，発症以前の生活歴，身体疾患の既往，についても，面接の流れが途切れないように気をつけながら，聴いていく．

詳しい聴き取りを行いながら，患者の状態像を把握する作業を並行して進める．意識レベルは正常か，感情の表出は自然に行われているか，思路は滑らかに流れているか，知的機能に大きな低下はないか．治療者は患者の語りに耳を傾けながら，会話のやりとりをしながらその表情，仕草，反応を丁寧に観察し，患者の状態像を推し量っていく．そして，主訴，状態像から推測される病態，診断を念頭に，そこに焦点をあてた質問をなげかけ，さらなる情報を得るようにする．たとえば，統合失調症を疑えば思考障害や妄想に関してその程度や広がりの把握，うつ病を念頭におくなら焦燥や制止，意欲の低下といったうつ症状や希死念慮の有無の確認，薬物・アルコール問題が主

体ならそこから派生した離脱症状や中毒症状，身体症状などである．また，面接で感じ取ったことは，後に（次回以降の診察も含めて）必要に応じ臨床評価スケール，認知機能検査，脳波，画像，血液といった生物学的検査によって裏打ちしていくことが望ましい．

　聴き取りに基づく症状周辺のミクロ的な問題点と生活全般におけるマクロ的な問題点の把握，およびそれに並行して掌握された状態像に基づき，初回における仮診断が行われる．よほどのことがなければ，初回で断定的に確定診断をくだすことはなく，あくまで現時点で考えられる診断名と，鑑別すべき診断名がいくつか挙がってくるべきであろう．

3. 面接の記録

　ここまで行われた初回面接の記録は，面接の終了後で構わないので，なるべく詳しく記録を残したい．後々自分がふり返る場合にせよ，主治医交替が行われ新主治医がカルテを見直した場合にも，丁寧な初診面接記録は非常に役に立つ．状態像の記載を行う際も，精神病理学用語だけの記載を行うと，その患者の生の状態は語られず，面接者の予断が入り込んだものとなる．なるべく患者自身が発した言葉を添えながら記載すべきである．

C 初回面接における診断と治療プラン

1. 診断を伝えるということ

　関係をつくるにあたり，初回面接で推定された診断を，どのように患者に告知するかは重要な問題である．さまざまな思いを内に秘めて受診した患者や家族は，診断をくだされることで，新しい局面に立たされる．統合失調症や認知症といった現在の医療では寛解が得られにくい，あるいは得られにくいイメージの強い疾患においては単純な字面以上の重みをもつことを治療者は常に念頭におくべきである．うつ病・気分障害や発達障害については現在それらの疾患概念が大きく揺れ動いている．中核的な状態を示す場合はとも

かく，非定型うつ病，広汎性発達障害などの辺縁的な診断については，くだされた診断が猶予されるべき性質をもつことを断った上で，治療的にメリットがあると考えられたときに診断名を告げる。

確定的な診断をつけるのが困難なケース，あるいは診断名を告げることがマイナスの効果しかもたないと考えられる場合は診断告知を留保し，○○という状態，といった言い回しで，精神医学的見地からみた状態診断を，具体的かつ客観的に述べるにとどめ，治療上の展開が得られるようにする。

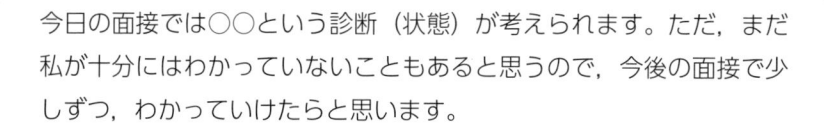

> 今日の面接では○○という診断（状態）が考えられます。ただ，まだ私が十分にはわかっていないこともあると思うので，今後の面接で少しずつ，わかっていけたらと思います。

2. 治療プランを示す

診断，あるいは状態像を告げた次にすべきはどのような介入を行えば現在困っていること（主訴）を減らすことができるのか，治療プランの呈示である。さらに症状が軽減することによりどのようなことが可能になるか，近い目標と将来的な治癒像を呈示することは，患者に希望を与え，治療の継続性を高める。近い目標についてはなるべく具体的で，かつ実現可能と思えるものにすることで治療意欲を高めることができるのでそのように心がける。

> あなたが今困られている○○という症状は，Aという治療，あるいはBという治療を行えば改善する見込みが十分にあります。そうすれば△△ということができるようになるので，私としては受けていただきたいと思うのですが，いかがでしょうか？

治療を進めてゆく上では，どこから治療するか？ということにも気を配りたい。患者は現在の状態に苦痛を覚え，変えたい，変わりたいと思っているわけであるが，現実問題として，そうせざるをえないから，今はそうしてい

表2 何から治療するか？

・患者が困っているものから
・患者が先に治療したいものから
・変わりそうなものから，患者ができそうなものから
・新しい症状から
・活動しやすくなるものから
・できるだけ症状が出にくい環境をさがす

る，という部分も多々あるわけである．そのため，なるべく患者の精神的負担を減らしながら，かつ治療によってよい方向に変わっていっていることを実感してもらえるように，治療に導入してゆくことが望ましい．筆者が治療導入時に心がけていることを**表2**に示す．山上[1]による行動療法の進め方に従ったものであるが，これは多くの精神疾患の治療において共通する考えではないだろうか．

　治療初期，治療者-患者関係は不安定な状態にあり信頼性も確立されていない．受診によってよい方向への変化を望む患者の姿勢に最大限の敬意を表し，まず受療行動そのものへの称賛を欠かさないようにする．治療者や家族に褒められることは患者にとって治療の動機づけとなるので，面接ではささいなことでもよい方向への変化は見逃さず，賞賛の言葉を投げかけるようにしたい．また症状を意識的に外在化させ，患者・家族・治療者による治療同盟を強めることも治療関係をつくる上で有用である．治療対象に設定した事柄についてはホームワーク形式で記録をつけてきてもらうことにより治療の連続性を高める．

3. 薬物療法について

　現在の精神科医療では大多数のケースにおいて薬物療法の併用が行われる．いやむしろ薬物療法が主流であって，精神分析，認知行動療法，森田療法といった系統的精神療法が主体に行われるケースはごく一部に限られているのが実情である．それとは対照的に精神科の一般におけるイメージはカウ

ンセリングの場であり，薬物療法に対しては猜疑的な見方も根強く残っている。実はこれはある意味健全なものの見方であり，あまり疑念なく薬物療法主体の医療に甘んじているわれわれの態度こそ戒められるべきものであるかもしれない。ともかくも，そのような薬物療法に対する業界と一般社会の意識の乖離を私たちは肝に銘じる必要がある。その上で，患者の同意が得られ，かつ初回から薬物療法を開始することが望ましいと考えたときは，薬物療法がもたらす効能，副作用を時間の許す限り丁寧に説明した上で投薬を行う。

4. 治療がもたらすもの

　初診時にしばしばあることだが，家族からは患者と症状は同一体とみなされ，患者と家族は症状を巡って互いに陰性感情を抱きやすい状態となっている。友人関係，仕事，学業も症状の影響を受けて機能低下が生じ，患者と社会とのつながりは希薄化してしまっている。治療者が患者に寄り添い，症状を外在化する作業を行うことで，患者・治療者・家族による治療共同体ができる。治療が進むほどに患者は主体性を取り戻し，社会との有機的なつながりを回復することが可能となる。

D 面接を終える

　はじめて出会い，限られた時間の中ではあるが，主訴を中心に受診した状況を理解し，患者を可能な限り理解し，その結果知り得たことを相手に伝え，今後こちらができることを伝えれば，初回の面接はおおむねその目的を達成したことになる。終了時にも開始時と同じく相手への礼を忘れず，受診した労を再度ねぎらい，再見を約束し，終了の挨拶を行う。はじめての場所であるので，精算の仕方，薬の受け取り方などについても説明し，できれば受付カウンターまで付き添って行くと親切であろう。

E まとめ

　初回面接の行い方を，実際の診療に沿って説明した．初回面接にはおおよそ，1時間程度をかけている．初回面接に割ける時間はおかれた職場の環境によって異なるであろうが，どこで面接を行っても，筆者はおそらくこのような基本方針を踏襲すると思う．初回面接でどの程度患者のこころを理解し，相手の信頼を勝ち得たかによって，その後の継続診療の可能性は大きく変わってくると思われる．限られた時間の中でももてる五感の力をフル活用して患者の理解に努めよう．

参考文献

1) 山上敏子：方法としての行動療法．金剛出版，2007

CHAPTER 3
外来継続診療の基本

1. 外来継続診療が目指すもの ……………… 122
2. 外来継続診療の進め方 ……………………… 131

CHAPTER3 外来継続診療の基本

1. 外来継続診療が目指すもの

中尾智博

A 外来継続診療の全体的な流れ

　初回の面接を終えた患者に対し，治療者はひとまずの診たて（初期診断）とその病態に応じた初期治療の概要を説明し，次回面接の日程を伝えたことと思う。病態によって，入院や検査などが優先される場合もあるが，ここでは外来での治療が適切と判断された場合について，その一般的な治療の進め方について説明を行っていくことにする。患者像としては一般的な神経症圏内の患者をイメージして読み進めていただければと思う。

　系統的な精神療法が実施される場合を除けば，筆者の勤務する医療機関での再来に割ける時間は再来患者の全体数を考慮すると1人あたり10分から20分である。しかし，初期治療においてはこの時間では十分ではないし，治療が軌道に乗るまでは30分程度の時間を割くようにしたい。初期に可能な範囲で時間を割き，良好な治療関係を構築することで長期的にみてよい経過につながることが多い。セッションの間隔も，最初の1ヵ月はなるべく1週間ごとの来院を勧める。とくに向精神薬の服用がはじめての患者であれば，さらに必須である。治療開始初期の不安定な要素が，収束するのを確認しながら，2～4週間に1回の通常再来へとシフトしていく。もちろん，諸要因により治療関係が不安定であれば，安定するまでは密な治療関係を保ち，安定を目指していく。

B 外来での初期治療

　患者が予定どおりに2回目の受診に顔をみせた場合，治療者は継続的治療の第一歩を踏み出したことを確認すると同時に，それに応じた患者の労をね

ぎらおう。なんとなれば患者は，本人の望む，望まないにかかわらず，症状によって苦痛を生じ，周囲との軋轢を生じ，やむを得ず初診に至っていることが少なくないからである。初診時に患者が表出した緊張や警戒も，いくらかはゆるんでいることが多く，治療者はあたたかな雰囲気で患者を包み，さらに関係を強化していく必要がある。

> またお越しいただけてよかったです。これから○○さんの調子が少しでもよくなるように一緒に治療にあたりたいと思うのでよろしくお願いします。

　面接の大まかな枠組みとしては，まず前回受診時の内容について，簡単にふり返る。そして，前回から今回受診時までの間に起きた変化について，患者自身の言葉で，語ってもらう。それらをもとに，テーマをある程度しぼりながら，面接を進めていく。必要に応じて症状やそれにまつわる患者の思考や行動への介入方法を考え（薬物療法も含めて），可能であればセッション内に認知や行動の修正について具体的な教示をし，あるいは次回診察までのホームワークという形の提案を行う。終了時には受診した患者にねぎらいの言葉をかけながら，次回の診察日時について提案を行う。

　治療の具体的な内容であるが，初期診断に基づき当面の治療目標を具体的に定め，患者と共有し，治療を進めてゆく。筆者の場合，初回面接での診たてに基づき，まず主訴となっていることがらに対するアプローチを行う。この際，より効果的な介入を行うために，患者に課題を提示し，それを行ってきてもらう。それは，たとえば汚染に関する強迫症状を主訴とする患者であれば，手洗いの回数であったり，どのようなときに手洗いを行っているかの記録であったり，自宅で不潔に感じる場所を階層化してくる課題であったりする。これは筆者が専門とする行動療法の手法を活用したものであるが，①初回面接で得た情報の補足，②患者の能動的な治療参加，③患者自身の症状への気づき，④情報の共有化作業，⑤セッション間を結ぶことによる連続性の増強，などの効果を意図している。また，患者が課題を行ってきたことを

賞賛することにより，より良好な関係を築きやすくする意味もある．このような課題の設定は強迫性障害，パニック障害（パニック発作や不安の記録），摂食障害（食行動や不安の記録）など神経症圏内の患者に限らず，気分障害圏（気分のモニタリング，活動記録）やパーソナリティ障害（問題となっている行動に焦点を当てた記録）の患者においても有効と考える．

　初期の面接ではこれら患者自身が新たに持ち込んだ情報や初回面接で聞き漏らした情報の追加聴取などを行いながら，さらに患者の病態の理解を深めてゆく．さらに，主訴となっていることがらによって，患者の生活，学業，仕事，家族関係，友人関係，などに生じている影響をみる．ミクロの視点とマクロの視点，両方の視点からみることにより，患者（あるいはその家族）がそのことがらによってどのような影響を受けているかを総合的に理解し，介入の方法を考えてゆく必要がある．

　また，治療の初期にはとくに，患者や家族は治療者に過度の期待をもち，幻想を抱いているかもしれない．早々にそれを打ち砕くことはネガティブな影響も生じるので斟酌が必要であるが，それでも治療者は自分ができることについて，ある程度明確な限界設定を行っておくべきであろう．できないことまで安請け合いして後で幻滅させるような事態が生じた場合，その見返りは大きい．

C 外来での介入の方法

　患者が抱える問題が明らかになれば，具体的な介入の方法について，十分な説明を行う．疾患や症状のメカニズムについて患者や家族は十分には理解していないことが多いので，治療初期には，心理教育に時間を割く．いま困っている症状は，Aという病気によって生じていて，その背景にはB，Cといった要素がある．治療の進め方としては，DやEといった方法が一般的である，といったことがらを，なるべくわかりやすく説明する．患者や家族はしばしば性格論者，「気持ちの持ちよう」論者であるので，そうではなく，本質的に患者は健康な部分を多く有しているが種々の理由により現在は症状

が前面に出た状態であることと，多くの場合それは治療や対応の変化によって軽減しうるものであることを説明する。

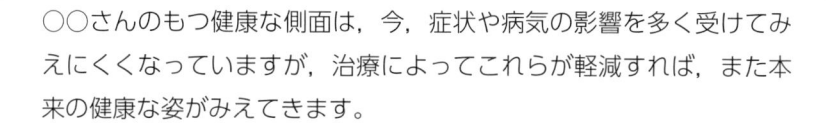

> ○○さんのもつ健康な側面は，今，症状や病気の影響を多く受けてみえにくくなっていますが，治療によってこれらが軽減すれば，また本来の健康な姿がみえてきます。

症状が，生活上の種々のストレスや対人関係の問題など心理面への影響を強く受けて生じている場合，その軽減が優先される。一時的な休職，休学が必要と考えられたら，そのことについて家族も交えて話し合いを行い，その手続きについて援助を行う。

症状そのものへのアプローチとして，筆者は行動療法的な技法を援用することが多く，先述した自己記録に基づく症状分析に続いて，より積極的な介入を行っていく。たとえば，広場恐怖を伴うパニック障害であれば，不安の程度をモニターしながら階層化した不安惹起状況に，段階的に曝露する手法を用いる。介入方法については個々の精神療法によって異なり，成書を読んだり，トレーニングを受けるなりして身につけてゆくことを勧める。

薬物療法に関して，統合失調症や気分障害では，病状によっては向精神薬による介入を急ぐべきであるが，神経症圏内の患者では，よく病状を見極め，患者および家族の十分な理解のもとに始めるべきであろう。少なくない数の患者・家族は薬物療法への不安を訴え，カウンセリングを希望する。そのような場合でも薬物療法の先行，ないし併用が有用と思えばそのメリット・デメリットについて十分な説明をした後に導入すべきである。

社会資源の情報についても十分な説明と提供を行う。適応をみながらデイケア，作業所，自立支援，福祉手帳，障害年金についての説明を行い，必要に応じてソーシャルワーカーや関連部署に相談を行う。とくに，通常の職場環境，生活環境が患者にとって負担となっているような場合，障害者雇用枠やデイケア，作業所を活用したリハビリテーションが病状の好転につながるケースは多い。

表1 治療を停滞させるもの

① 治療仮説と選択された治療方法に誤りがある
② 治療者の介入が不十分である
③ 治療者-患者関係が良好ではない
④ 患者が治療に応じようとしない　など

D 感情の表出と治療の停滞への対応

　治療を進めていく中で患者は不安を表出し，あるいはうまくいかないことへの悔しさ，理解されないことへの怒り，といった感情を吐露してくるであろう。治療者は，患者に寄り添うようにして，これらの感情を受け止めることを求められる。受け止めながら，〜のように考えてみてはどうか，〜のようにしてみてはどうか，といった提案を行ってゆくであろう。これらの提案はしかし，多くの場合症状に圧倒されている患者の前ではたやすく遺棄されるかもしれない。それでも治療者は根気強く問題の解決にあたるべきである。患者の不安と真摯に向き合い，理解し，共有することにより，患者は自分が孤独ではなく，あたたかい支援者に支えられながら改善へと向かう可能性を感じることが可能となる。

　それでも治療はしばしば停滞する。その理由を**表1**に挙げる。

　①②については，予想された治療効果がなかなか得られない場合，治療者はそもそもの仮説に問題がないか，介入の方法に問題がないかを，再検討する必要がある。治療とはマニュアルのように進むものではなく，種々の不確定要素の影響を受ける生き物のようなものであるので，個々のケースについて，それまでの経験をもとに柔軟に対処してゆくべきである。具体的には，主訴の再確認，初期診断の妥当性の再検証，知能，発達，思考，気分，といった精神症状に影響を与える諸因子についての再検討，介入方法の適切性，患者の治療に対する理解度の再確認，などが挙げられる。

　③④については，まず治療者側の要因を考える。患者が望んでいることに十分応えていない可能性がある。患者が抱える不安や悩みに十分耳を傾け，

理解しきれていないのかもしれない。治療者が患者に対して感じる怒り，不満，幻滅，といった気持ちは，患者が治療者に抱いている感情が反映されてのものではないか。初診からの流れをふり返り，足りていないところがないかをいま一度ふり返ろう。また関係性が築けない要因には，患者のパーソナリティの問題もあるかもしれないが，その場合も，性格の問題だから手の打ちようがない，とさじを投げるのではなく，この人はこういう考え方をし，こういう行動をとる人なのだ，というニュートラルな理解をすることが大事である。非難するのではなく，理解し，少しでも本人が適応的な行動をとれるようになるにはどのように接することが適切なのかを考えよう。

　このような治療の停滞は，当然治療者自身の心を安らかならざるものとし不安や焦り，フラストレーションを生じさせるであろう。そのような場合，同僚や上級医師に相談し，よいアドバイスをもらうのは大事なことである。ただその悩みをきいてもらうだけでも一定の精神的安定は得られるであろう。ただし，治療者と患者の関係は治療という行為の中で生まれた，あくまでもパーソナルなものである。同僚への私的な相談においても治療者は患者のプライバシーへの配慮を忘れるべきではない。また，症例検討会，カンファレンスなどで呈示する際は患者の了解を得た上で，プライバシーに十分な配慮をもって行うべきである。

　種々の理由で治療がうまくいかない状況が続くと，治療者側にも相手への苦手意識や陰性感情が芽生え，ああ，今日はあの患者さんが来るのか…と，少し憂うつな気分が生じることは否めない。しかし，患者はどのような理由であれ，治療者のところに，多くの場合は自らの意志で，通ってくるわけである。治療者はその患者との出会いを一期一会ととらえ，治療をあきらめない折れない心をもって，状況を好転させるべく努力を続けるべきである。

E 危機への介入

　継続診療中には，さまざまな事態が発生し，病状に大きな変化を与える。最も注意すべきは心的負担の増大に伴う情緒不安定や抑うつ，希死念慮の出

表2 希死念慮を見つけるポイント

① 最近，いなくなりたい，消えてしまいたいと思ったことはないか
② 具体的に死ぬための方法を考えたことがないか
③ 具体的に行動（自殺企図）を起こしたことがないか

現である。当然のことであるが治療者は通常よりも頻度的にも内容的にもより密な面接を行い，患者の精神状態の回復に努める。希死念慮についての会話は，通常の診察ではなかなか矛先を向けにくい話題であるが，治療者はその存在を疑えば，希死念慮について確認することをためらってはいけない。最近の気分，行動について話題にした後，**表2**の内容について確認する。外来での病状管理に不安を覚えるようであれば，入院による治療もためらってはいけない。病棟医長（入院病床のない勤務地であれば近隣の入院治療可能な機関）と相談を行いながらそのタイミングを計る。

　希死念慮や自殺企図には相当しないものの，患者は外来継続中にリストカットや種々の逸脱行為を示すことも少なくない。これらの行動化は安定を指向しようとする治療者の気持ちと対立し，少なからず治療者の心情をかき乱すものであろう。患者はしかし，さまざまな理由で，この一見不適応的にみえる行為を選択している。治療関係，生活，仕事，家族関係，対人関係，等々の要素が患者にやむなくその行為をとらせている可能性について治療者は考え，患者とともにそのテーマについて話をし，少しでもその心性の理解に努めるべきである。行動化が極端に激しく，本人の価値を大きく損ねるものである場合は，一時的な入院を勧め，より密な治療環境の中で取り扱うという選択肢も検討する。

F 継続診療の終え方

　どの程度のセッションをもって治療を終結するかは，患者と治療者に委ねられている。最初から回数に制限のあるブリーフサイコセラピーであれば別であるが，通常は初診から数ヵ月の間に病状の安定を得て，以後は症状の再

燃や，上に挙げたような危機介入に気を配りながら，数年にわたってフォローしてゆくというのが筆者のとるスタイルである．自戒を込めて言えば，十分な改善が得られないまま，漫然とした経過をたどるケースもあり，その点について治療者は一定期間ごとに，自分が行っている治療をふり返りながら，よりよい介入方法がないかを思案すべきである．病状がおおむね安定し，薬物療法も含め治療終了の可能性がみえてきたら，患者と数ヵ月にわたって，そのテーマを話すのがよいであろう．治療者がいなくなることで生じる可能性があるさまざまの不安について，よく話し合い，解決策，対応策を考えよう．治療を終えるとき，治療者にも十分な治療を行ったという充実感とともに，ある一定期間を共有した患者との別れに対する寂寥感が生じるであろう．その気持ちを大事にしながら，次の患者と出会い，治療することになる．

コラム 砂糖恐怖の患者さん

　研修医2年目のとき，はじめて強迫性障害の患者さんをもたせてもらった。洗浄儀式が主体だが，汚染の対象が砂糖という，ちょっとかわった女性の方であった。聞くと5年ほど前の梅雨時期に家で小虫が湧き，食べこぼしに神経質になっていたところに，もともとあまり折り合いのよくなかった舅がやってきて，「わざと」ドーナツを食べ歩き，砂糖をぼろぼろとこぼしてまわり，それ以来いっそうひどくなったのだという。症状は結構重く，床を水でビショビショに濡らして拭き上げ，夫や子どもには外から砂糖粒などの食べかすを持ち込まないように玄関ですべての服を脱がせるといった具合であった。長女は高校卒業するやすぐ家から離れており，受診経路は離婚調停に入った家裁の精神科医からの紹介であった。かように状況が厳しい一方で，鮨屋で盛り塩を見て（砂糖と思い）パニックになりかけた後，大将に「それ，砂糖ですか？」と尋ね，塩と聞くと，「あ，それなら大丈夫です」と平気で過ごせるなど，どことなくユーモラスなところもあった。

　入院治療もユニークなものとなった。入院生活をつぶさに観察しながら，行動療法で不安階層表を作り，「食堂でコーヒーシュガーを使う」「砂糖をまぶしたパンを食べる」「某有名ドーナツ店に行き，テイクアウトする」といった課題を，主治医として付き添いながら一緒に行った。次第に症状は改善し，外泊での治療も無事に乗り越え退院となった。ところがしばらくして夫から相談があり，退院後再び洗浄行為がひどいという。そして「実は…」と夫が切り出した話によれば，入院中の曝露はこなせていたが，いざ自宅で砂糖への曝露を行う段階になって不安が高まり，どうしても実行できず，なんと外泊練習用に自宅とは別にマンションを借り，そこで曝露治療をしていたというのである。どうりで帰ってすぐ悪くなるはずである。おそらくこの患者さん，治療を進めていく中で私から外泊治療の提案を受け，悩み，苦肉の策で編み出した解決法であったのだろう。当時愕然としつつ，「もっと外泊治療の意味について理解してもらっておけば」と反省した記憶がある。ただ，後に思ったことだが，当時この患者さんは夫とは関係が冷めきり，子どもは成人するかしないかで家を出て行くなど，孤独と悲哀を感じていたのではないか。そのさなかに行われた入院治療は主治医や看護者，他患とのふれあいを通して思いのほか楽しい体験となっていたように思う。外泊治療を拒絶したり，失敗したりすることでそんな幸せに満ちた体験を最後に台無しにしたくない気持ちが強かったのかもしれない。今も時々思い出す患者さんである。

〈中尾智博〉

CHAPTER 3　外来継続診療の基本

2. 外来継続診療の進め方

池田暁史

　本稿ではごく一般的な外来の継続診療について解説する。ただし「一般外来」といっても勤務環境で相当な差異が想定される。1人あたり15分程度の余裕をもった診察を提供できる機関もあれば，いわゆる3分診療を余儀なくされる機関もある（この是非についてはここでは論じない）。ここでは，1人10分程度の外来場面という前提で話を進めたい。

A 再来時の留意点

1. 自分の情緒を確認する

　設定上，初診から1週後（医療行為に伴う責任の重大さから鑑みて2度目の外来が2週後，ましてや1ヵ月後に設定されることなどあるべきではない）の2度目の外来から本稿は始まる。その日の受診予定患者の一覧をみたときに，治療者はその患者のことをどの程度思い出せるであろうか。患者が自殺してしまうのではないかが心配で，治療者はこの1週間その患者のことが頭から離れなかったかもしれない。あるいは，名前どころか初診時のカルテ記載に目を通してすら患者の人となりを思い出せないかもしれない。

　おおむね治療者は，「ちゃんと来てほしいな」「あまり来てほしくないな」「どんな人だったっけ」のいずれかを思いながら患者を待っているといえる。他の一般的な患者に対する以上に，患者に好悪の感情を抱いていたり，患者のことを思い出せなかったりする場合，治療者は注意が必要である。このような事態が生じている可能性は2つある。1つは，他者の情緒を動かす患者の能力がとりわけ強力な場合であり，もう1つは，治療者特有の情緒的急所をその患者が刺激している可能性である。これらのケースでは，治療者は自

分の情緒状態に普段以上に自覚的に診療に臨んだほうがよい。

2. 出会いをふり返る

　患者が予定どおりに来院すれば，いよいよ2度目の出会いの始まりである。しかし，結局患者が現れないということも少なくない。理由がなんとなく想像できる場合もあれば，まったく予想外の場合もあろう。治療者は，このことで必要以上に卑屈になる必要はないが，自身の成長のため，患者が来なかった理由について多少なりともふり返る時間をもつとよい。

　なお，大学病院などでは初診医が2度目以降の外来を各担当医にふり分ける機関もある。こういう場合，担当医の対応は初診の場合に準じるのがよい。もちろんカルテに初診時の記載は残されているわけだが，「すべて引き継いでいます」という姿勢は避けて，はじめての出会いを体験したい。患者によっては「ちゃんと伝わっていないんですか！」と声を荒げる人もいるかもしれない。そういうときは「これから継続的に拝見させていただく上で，私自身があなたのことをよく知りたいのです」と臆することなく答えればよい。

B 患者を呼び入れる

1. 呼び入れ方

　ここは各診療機関によってかなり文化が異なる場面である。掲示板に受付番号を表示する，院内ポケベルを鳴らす，マイクで呼ぶ，外来担当看護師が呼び入れる，医師が直接呼び入れる，などさまざまなパターンがあるからである。環境にもよるが，個人的には，医師が直接呼び入れる方法が一番よいように思う。

　患者は診察室へは，明らかによそ行きの顔で入ってくるものである。待合室では患者は素の表情をみせる。診察室での笑顔とは打って変わった渋面でソファに座り込んでいることはよくあるし，患者によっては逆の場合もあるかもしれない。家族とぴったりくっついている患者もいれば，家族と離れて

不機嫌そうに座っている患者もいる。このように待合室では，患者の普段の生活を垣間みることができる。これは，診察室にいるだけでは決してわからない大切な情報である。ただし，前述したように医療機関ごとに固有の文化があるので，その中で無理のない程度で実践できればよいであろう。

2. 挨拶を交わす

患者が入室してきたら，まず患者としっかり視線を合わせる。通常はこのときに挨拶の言葉を交わすのが自然である。次に患者の椅子を指し示し「どうぞ」と着席を促す。患者が着席し，目線が同じ位置になったところであらためて頭を下げて挨拶をする。

C 診察

1. 全般的状況の確認

挨拶がすんだらオープンクエスチョンで全般的な状態を確認する。「この1週間，いかがでしたか」などのきき方が多いであろう。ただしこのきき方だと，患者の中には，1週間より以前のことは答えてはいけないのか，と理解して，大事な話を言わないままにしてしまう人もいるので「ご気分はいかがですか」という聞き方のほうが優れている面もある。

この最初の問いかけも患者の顔をしっかりみながら尋ねるのがよい。というのも残念ながら，以降の時間の多くは，カルテやパソコンのモニターを眺めながらのやりとりになってしまう。これが患者にとって快い体験でないことは当然のことである。患者の不満を少しでも和らげるため，せめて入室時と診察開始時には患者としっかり視線を合わせたい。

患者が話している間は，適宜，あいづちやうなずきを交えながら，患者にとって話しやすい雰囲気を維持するように心がける。

2. 変化への焦点化

こちらからの問いかけに対して，患者がなにかしらの変化を口にした場合，治療者は，いつからどのように始まったのか，なにか思い浮かぶきっかけがあるのか，以前にも同様の問題は生じたことがあったかなど，新たな変化に焦点を当てて質問を重ねていく。そして患者になにが起こっているのかを把握する。ここで得られた新情報を，治療者は頭の中で，これまで培ってきた患者の臨床像と照らし合わせる。そしてこれまでの患者理解で今回の変化を説明できるか判断する。説明できない場合，診断をはじめとした見立てを再検討の上修正する必要がある。

この際に強調しておきたいのは，患者の症状だけでなく生活上の変化にも関心を払うことである。限られた一般外来の継続診療の中で，患者の深層心理を正面から取り扱うのは基本的に難しいし，単純に勧められることでもない。しかし限られた時間であっても患者を全人的に扱おうとする姿勢はきわめて重要であり，それが端的に示されるのが患者の生活への関心なのである。

3. 治療への反応の評価

次に前回の介入への反応を確認する。すなわち，処方を変更した場合には，症状や副作用に変化がみられていないかを，療養上・生活上の指示や提案を行った場合には，それをどの程度実行し，その結果はどうであったかを尋ねる。また前回の診察で話し合われた問題が今回の診察で話題になっていない場合，必要であれば「前回の件はどうなりましたか」とこちらから取り上げる（慢性化した症状など取り上げないほうがよい話題もある）。

4. 治療プランの提案

前半部において更新した見立てと，ここで確認した治療介入に対する反応とを見定めて，治療者は新たなプランを立てる。そしてそう考えた根拠とともに治療プランを患者に提案する。この際，提案の数は一つか二つに絞り，説明には専門用語を交えずになるべく日常語を用いる。どんなにいい説明も

聞き手が理解できなければ意味がない。

　ここまでで予定の10分はほぼ費やされているはずである。この日の診察に関してなにか質問がないか確認して，次回の予約を相談し，面接は終了となる。最後に患者の顔をみながら一声かけることも忘れないようにしたい。よくいわれていることだが「お大事に」ではなく，「ではまた来週お待ちしています」という言葉のほうが，患者にとっては診察の連続性を体験できるようである。

D 最初の数回にすべきこと

　上記が一般的な外来の継続診療であるが，最初の数回の診察のときに集中的に取り組むべき課題がある。

1. 生活史の追加把握

　初診時にききそびれた生育歴・生活歴をきいて患者の全体像をよりイメージしやすくしておく。「そういえばごく幼い頃のことをおききしていませんでしたので，小学校入学以前の生活についてお話しいただけませんか」など，1回の診察時間内で聴取可能な範囲に絞ってきくようにする。やや慌しい診察になってしまうが可能な限りやっておきたい。

2. 治療目標をつくる

　主訴をはっきりさせた上で，患者がそれをどうしたいと思っているのかを尋ねる。その上で，治療目標をつくる。患者の希望を治療者が明確な文章にして提案し，患者と相談の上，適宜修正するのがスムーズである。目標は「毎朝9時までに起きる」というような短期目標と，「対人関係で仕事を辞めずにすむようになる」というような長期目標とを立てる。治療目標は以後の治療で時折確認し，状況に変化があれば相談して修正していく。

3. 緊急時の対応

緊急時に治療者の勤める医療機関でできること，できないことを明確化しておく。たとえば「平日の9時から16時なら緊急時は受診してよいが，当番医が緊急時の対応だけをする」とか，「薬を大量に飲んでしまった場合，ここでは処置できないので，119番に救助を求めること」など，自分が提供できる範囲を率直に提示しておく。

E 患者を負担に感じるとき

患者-治療者のペアには一種の相性のようなものがある。治療者には多かれ少なかれ「どうもこの人は苦手だなぁ」という感覚を抱かされる患者がいるものである。しかしこうした通常の範囲を越えて，ひどく患者を負担に感じるようになる場合がある。これには主として3つのパターンが考えられる。

1. 依存の関係

これは患者が，すべての判断や決定を治療者に委ねてしまい，自分自身では考えることをしなくなってしまう関係性である。一度この関係性が出来上がってしまうと，患者の要求の度合いはどんどん激しくなっていくことが多く，最終的に治療者は疲弊して，患者を放り出したくなってしまう。患者はそのことを察すると，ますます治療者へのしがみつきを強くするという悪循環に陥りがちである。

この場合，治療者は自分のできることとできないこととをどこかで明確化しないといけない。その際，治療関係自体はこれまでどおり適切に提供されることをしっかりと伝えることを忘れないようにしたい。

2. 憎しみ（闘争-逃避）の関係

これは患者が「全然よくならない」「治療なんて意味がない」というような形で，治療あるいは治療者を直接攻撃する関係性である。また「よくならな

い自分なんて生きている価値がない」というように自分を卑下するようでいて，実は状況に変化をもたらせない治療者を間接的に攻撃するような場合もある。

こうした攻撃にさらされると，治療者は「自分は一生懸命にやっているのになんなのだ」という怒りや，「患者をよくできない自分は無能な治療者だ」という絶望に支配される。すると治療者もつい対抗的な言動をとりやすくなる。そのため，治療の継続がきわめて大きな危険にさらされる。

この場合の対策として有効なのは，治療者がまず自分の強烈な情緒に気づくことである。そして次には，患者も自分と同じような気持ちになっているのではないかと考えてみる。自分がいま感じているほどの怒りや絶望に患者も苦しんでいるとしたら確かにそれはつらいだろうなと考えてみることで，治療者は自分の感情を制御し，新たな視点で患者を理解することができる場合もある。

3. 愛の関係

これは患者が治療者を性愛的な対象として見なしてしまう関係性である。この関係性では，患者の関心は治療者が自分と個人的な関係をもってくれるかどうかに集中し，病気を治すという本来の目的は蚊帳の外におかれてしまう。これに応えて治療者が患者と個人的な関係をもってしまうこと（境界侵犯）は論外であるが，断り続けることにも膨大なエネルギーを要する。徐々に治療者は，患者と会うこと自体が負担になっていく。

この状況を個人で打開することは正直なところなかなか難しい。なによりもまず先輩や同僚に状況を相談すべきである。一人で解決しようと抱え込むことは，境界侵犯という坂道を滑り落ちる危険をはらんでいる。

F 治療の行き詰まり

上述したような関係性がこじれてしまうことによる治療の危機とは別に，治療者も患者も治療に向き合っているようでいながら，状況が進展せず，治

療が行き詰まりを迎える場合がある。そういうときの対応について最後に解説したい。

1. 主訴に戻る

　治療が行き詰まった場合に大事なことは主訴に戻ってみるということである。そもそも患者が治療を求めてきた理由はなんであったのか。その問題はいまどうなっているのか。現時点で患者が一番困っている問題点とはなんなのか。こういったことを確認してみたい。いつの間にか患者の中で主訴が入れ替わっていたり，曖昧になってしまっていたりすることは，稀ならずある。

　そして主訴を再確認したら，病歴ももう一度じっくりと洗い直してみるとよい。患者の語る病歴や生活史は治療の進展とともに変化するものである。ある体験が，初診時にきいたものとはまるで異なる意味合いを与えられて語られることもざらではない。そこから治療方針などに関する大きなヒントを得られるかもしれない。

2. アンビバレンスに注意を払う

　もう1つ重要な視点は，患者が治療者や治療に関してアンビバレントな気持ちを抱いていることがしばしばあるという事実である。治療者はつい「いいことをしているのだから，患者は感謝して協力するのが当然」と考えがちである。しかし，必ずしもそうとばかりはいえない。

　たとえば，患者が治療者に不眠を理由に薬の増量を求めてくれば，治療者は患者の苦悩を軽減してやりたいと思い，希望どおりに処方量を増やすかもしれない。患者は，このことで治療者に感謝を示すであろう。しかしその一方で患者は，この治療者には専門家としての知識や方針というものがまったくなく，行き当たりばったりで処方しているのではないか，という不安を抱くかもしれない。

　また，治ることそのものにアンビバレントな患者もいる。いわゆる賠償神経症などが典型であるが，病気が治ることで現実生活上の利益を失ってしまう場合や，病苦を背負っていることによって本人も意識していない強い罪悪

感が軽減されているような場合（災害の生存者が病苦に喘ぐことによって生き残ってしまった罪悪感を償おうとしている場合など）である。

　こうしたこころの動きは，患者本人も意識していないことがほとんどなので，このことで患者を責めても進展はない。治療者は，行き詰まりの背後に潜む患者の心理に思いをはせたい。そして，患者のアンビバレンスに気づいたならば，どちらか一方の気持ちに肩入れすることなく，双方ともに患者にとっては正当なものであるという姿勢で臨むのがよい。患者のそうした気持ちに対して治療者が処罰的でないことに気づいていくと，患者は徐々に自分の複雑な気持ちに向き合えるようになっていくものである。

G まとめ

　本稿では，外来の継続診療について概説した。一般の外来診察に割ける時間は限られている。しかし治療者が明確な目的意識をもって臨むならば，できることは決して少なくないのである。

コラム 研修医時代の印象に残ったできごと

「あなたのこともブスッと行くかもしれませんよ」
　入院時面接を終えて面接室を出ようとするとき，彼女は私に庖丁を突き刺すジェスチャーをしてみせた。
　中年期の女性であったその患者は，精神症状により家庭内で刃傷沙汰を起こした。普通に考えれば措置入院になるケースだと思うのだが，以前から彼女を診ていた外来主治医が患者とがっぷり四つで組み合う，腹の据わった精神科医で，外来で延々と彼女とやりあった挙句，彼女を入院させたのだ。
　彼女にはしょっちゅう呼び出された。医療スタッフ（私自身のこともあれば，看護師や前の晩の当直医のこともあった）がなにか不備をしでかすと，彼女は私を呼びつけ，スタッフの対応のどこがどう間違っており，本来ならどうあるべきか，を懇々と説いた。
　私の面接に腹を立てて離院してしまった彼女を，自宅まで迎えに行ったこともあった。一緒にタクシーに乗って戻るとき，「お腹が空いたでしょう」と彼女はパンを買ってくれた。
　どれも懐かしい思い出だ。大変な人ではあったが，私は決して彼女のことが嫌ではなかった。思うに，怒ったときの強烈さは病的であったとしても，彼女が怒るのには一本筋の通った理由があり，決して理不尽に当たり散らしているわけではなかったからだろう。
　さて，一番の思い出だ。あるとき，彼女の衝動性をコントロールする目的でバルプロ酸の徐放剤を処方した。当然，処方の変更について私は彼女にしっかり説明していた。しかし次の日に出勤すると，看護師から，彼女が怒っていて，私が来るまで薬は飲まないといっているという報告を受けた。
　ベッドサイドに出向くと，確かに彼女は怒っていた。朝の薬包を手に取り「なんですか，これは！」と私を叱りつけた。怒られる理由がわからず呆気にとられている私に彼女は，バルプロ酸徐放剤の 200 mg 錠を指差しながら「こんな大きい薬，飲めると思っているんですか。先生は実の親にもこんな大きな薬を飲めといえるんですか？！」と続けた。
　衝撃だった。正直，私にはまったくない視点だった。錠数が多いことを気にする患者がいることは経験的に知っていたが，錠剤の大きさを気にする患者がいるということには思いが至らなかった。他ならぬ私自身が，大きい錠剤は糖衣錠でないと喉に引っかかってうまく飲めないという弱点をもっているにもかかわらず，である。「患者の身になって考える」とか，「患者の立場になる」といった巷間でさも当然のことのように推奨されている治療者の心構えが，いかに難しいものであるのかを，私はこのときに本当に知った。
　いまでも診察と診察の合間などに，ふと，私を叱る彼女の姿が浮かんでくる。その度に，私はぞっと襟を正す。

　　　　　　　　　　　　　　　　　　　　　　　　　　　（池田暁史）

CHAPTER 4

入院マネジメントの基本

1. 入院時の精神療法とは ……………………… 142
2. 入院初回面接のポイント ……………………… 150
3. 入院初回面接の進め方 ……………………… 157
4. 入院治療のマネジメント ……………………… 166
5. 入院中の継続診療の進め方 ……………………… 174

CHAPTER4 入院マネジメントの基本

1. 入院時の精神療法とは

飯森眞喜雄，宮川香織

　通常の精神療法の基本設定は外来診療においてである。日常生活と隣り合わせにありながら，日常のしがらみから自由な亜空間として面接室があり，そこで定期的に会う治療者，すなわち精神科医がいる。この設定のもと，提供された心理的場で，患者は思いを語ったり，感情を吐露する自由を得る。

　しかしながら，患者が入院すると，事情は随分違ってくる。寝起きする生活の拠点が精神療法の場と重なったときに，患者がそれをどのように体験するのかを想像することは興味深い。精神療法は日常体験に化すのか？　それとも入院治療の日常全体が非日常的体験となるのか？　少し想像できるのは，病棟では，医師の面接の特別さが減じる代わりに，患者は一日の生活のそこかしこに，療養と保護を象徴するサインを発見するようになるだろうということだ。

　入院したそのときから，患者にとっては，日常と非日常の意味するものさえも変容し，もう医師のアプローチだけが精神療法であるとはいえなくなってくる。それに伴い，治療者役割の担われ方も変わってくる。当然，治療全体のイニシャティブは，あいかわらず担当医師にあるのだが，入院生活では，病棟看護師，病棟薬剤師，ソーシャルワーカーなどが複雑に絡み合って療養にかかわることになる。そんな中，薬物療法，身体処置以外の治療介入を広い意味での精神療法と見なすならば，病棟におけるそれは，複数の人を巻き込んだチームプレイ的働きかけになる可能性がある。すなわち，入院の精神療法では，スタッフ全員が治療者役割を担うということになるかもしれない。

Ⓐ 入院治療の課題

　病棟での精神療法を考えるには，まずは入院がそもそもどんな課題を担っ

表1 入院時の治療課題

① 身体的休養（睡眠，食欲の調整，持病の病状の確認と治療など）
② 心理的休養（煩わしい社会的役割とそれに伴う刺激から外れること）
③ 生活リズムの調整（寝起きのリズム，食事のリズム，活動のリズム）
④ 精神疾患の経過の確認，精神症状の沈静化
⑤ 薬剤調整（薬の変更・調節，服薬と生活の両立のコーディネート）
⑥ 家族関係の調整
⑦ 必要であれば勤務先との調整
⑧ 薬物の作用と副作用・病状再燃・精神的問題を抱えながらの就労または就学についての認識の調整
⑨ 退院に向けての軽いリハビリテーション（服薬の自己管理練習，退院後の生活のタイムテーブルの作成，通院のスケジュール設定など）

た治療処置であるかを再確認してみる必要がある．入院の治療課題とは，要するに入院の目的である．今更ながらのことではあるが，精神科におけるそれを列挙してみれば，**表1**のようなものになるだろうか．

　これらの課題をスムーズに進める潤滑油になるものが，精神療法的な配慮であるのは無論だが，すべての課題を統合したより大きな課題，つまり患者の生活の総合的サポートを行うことに，入院における精神療法の働きどころはあるように思われる．

　では具体的にそれはどのようなものになるのだろうか．

B　入院精神療法は社会生活を考えたトータルケア

　入院の精神療法を総合的サポートと位置づけると，それはどのようになされるべきかという話になる．

　先に挙げた，入院の9つの課題の一つ一つについての精神療法的配慮は異論なく必要であるが，入院状況に特化した総合的サポートとして精神療法を考えるならば，9つの精神療法的配慮の総和とは若干次元を異にするものになると考えられる．部分的ケアを足し合わせたものとトータルケアとは違うということである．別の意地の悪い言い方をするなら，てんでばらばらに行

表2　社会生活を支える柱

社会生活を支える基本的柱
① 自分の身体を管理できる（衣食住問題と健康管理）
② 自分の一日を管理できる（生活リズム）
③ 自分の金銭を管理できる（経済的やりくり）

社会生活を支える補助となる柱
① 通院と服薬にかかわる意識
② ヘルプシーキングの力
③ サポート集団の存在（家族，友人，地域保健師，福祉担当者，デイケア仲間）

われる9つの配慮であるのなら，外来でもできるということである。

では，入院だからこそできる精神療法とはどのようなものになるのだろうか。入院で露呈した患者の日常の実体と社会的能力のいかんから，判断され，イメージされた，「入院前より好ましい社会生活像」を患者とともに実現するための作業としてあるべき，としたら多少は言い得た感があるかもしれない。

先の9つの入院課題に対するそれぞれの配慮は，その作業に貢献するためにも利用される。現実に，家庭の事情，経済的事情により，入院できる期間はさまざまであるし，精神疾患の病状，ソーシャルスキルを学習できるゆとりもそれぞれ違う患者すべてにおいて，入院課題を十分にこなすことなど到底不可能なのは最初から自明である。だから，そのときの患者の必要に合わせて，優先にすべき課題と後回しにできる課題とを振り分け，9つの課題の配分を決めねばならない。それには，いくらか引いたより広い部分を見わたせる視点がいるのだ。

外来とは違う，入院に特化した精神療法的配慮はそこから繰り出される必要があるに違いないのだが，その配慮は何を見据えて行われるのかということが，今度は気になってくる。入院精神療法が視線を外さないで見つめ続けているもの，それは間違いなく，「社会生活の成立」という大きな課題であると思われる。人の社会生活にはそれを支える柱になる最低限の要件というものがある。多少の取りこぼしはあるかもしれないが，例を**表2**に挙げる。

これらの柱を患者本人の状況に合わせて作り上げ，強化していくことが，病棟における総合的サポートの最終目的になる．入院治療の9つの課題のそれぞれは，患者の生活を支える柱を形作る石材の一部になる．
　混乱のないように，念を入れて言うと，医療としての入院をみる観点と，入院における精神療法的な視点とはまったく別個である．たとえば，幻聴のあるなし，身体疾患の合併のあるなしは，確かに精神科の医療上重要なことではある．
　だが，入院精神療法の視点では，幻聴が取りきれなかったら取りきれないままに，病的体験と共存しての可能な社会生活の提案をし，患者を導くという方針で事態をみることになろう．あるいは，外来の精神療法の視点と，入院におけるその視点とも別個である．その違いは，正しい対応の判断も異なるものにしていく．外来精神療法では重要であったはずの，患者に対する手厚い受容や共感も，入院においてはより多くの関係医療スタッフによるうすい受容にすり替え，その代わりに集団の力（看護チーム，他の入院患者とのかかわり）の要素を多く利用し，患者のヘルプシーキングの力を鍛え，やがて来る一人暮らしの自宅に戻る日に備えるようなこともあるだろう．
　これらの退院までの指針と具体的対応の中身は，精神科医とその他の医療スタッフとによる検討と予測によって作り上げ，入院後の社会生活を強化する働きかけは，それぞれの分野のスタッフが分担して受け持つことになる．その全体の動きの中で，ある患者の現状と，その患者に課せられた入院における目標を常に見比べて調整役にまわるべきは，やはり精神科医である．
　個人の裁量がすべてであった外来面接室での仕事と違い，多くの人間が絡み，症状だけではなく生活全般が介入の対象となるこの仕事は，地味で退屈であるし，深層心理や力動解釈がかかわる魅惑的な世界に比べ面白味に欠け，価値が低いように感じられる人もいるかもしれない．だが，侮ってはいけない．うまく皆が立ち動けて，皆の思惑が当たらずとも遠からずで現実をとらえることができたならば，たとえ少しずつであっても，確実に患者の生活を目に見える形で変えることができる．結果としてなにかが起るのを目にすることができるこの仕事で，精神科医が担っているものは，十分に診療ス

キルとして通用するのである。

C 入院精神療法（トータルケア）に必要な精神科医の能力を問う

　次に，入院精神療法の，いわばマネージャーとしてうまく機能するために精神科医に必要な能力とはどのようなものかについて検討してみよう。

　まず挙げられるのは，認知の視点を広くしたり狭くしたりと動かせる能力である。「木を見て森を見ず」という言葉があるが，一本の木ばかり見て，それが生えている周囲の状況，森全体に目が行かないと，木を見ているのに，その木のことが意外とわからないものである。また木に対する働きかけも，周囲の干渉によって無効化されてしまったり，周囲との相互関係で，期待と正反対な結果を招いてしまうことがしばしばである。人と社会，個人の問題と環境との関係もそれに似ている。「良い変化をたくらむ」ということは，部分と全体とを違う視野で交互に見ることができることを前提とした企てなのである。

　次に挙げられるのは，過去の結果から学べる能力である。世間一般でいう，良い働きかけは，実際にはあまり効果的な方法ではないことが多い。「優しくしてあげる」「言い分をきいてあげる」「本人の意向をかなえてあげる」などという万人に好ましく思える対応を全部否定するわけではないが，とくに生活全般になにかをもたらそうとするときには，到底これらだけでは結果は出せない。つまり，生活の中身を動かして変えることができる対応というのは，設定の中に，患者自身の頑張りと辛抱の発揮どころとなる局面がいくつも盛り込まれている可能性があるということなのだ。耐えてもらう代わり，そのサポートを医療者がする，でやっていかねばならないのである。

　そういう対応で，患者に使えるものを精神科医は試行錯誤しながら探すわけだが，そのとき，どんなに人間味あふれる対応であれ，教科書に書いてある模範的な対応であれ，結果が駄目だったら破棄する，ということを無情に繰り返さねばならない。

　精神療法的な介入には原則はあるが，普遍化できるエビデンスはほとんど

ない。だからオーダーメイドで方針を定めていくしかない。目の前にいる患者に望むような結果が出ないなら，さらなる努力とさらなる時間をつぎ込む前に，やり方を根底から破棄することも考えられるような能力が必要となる。

3つ目に挙げられるのは，診療で先を予測する習慣をもてる能力である。これは外来での個人療法でも重要になってくる能力である。精神科にやってくる患者の社会生活は，問題や病状のために通常閉塞しており，患者は日常でたくさんの適応行動を使い分けることが困難になっている。そのことは，外的刺激に対する反応が狭い範囲に限定されやすいということであり，患者のやり方にはいくつかの決まった様式があるということでもある。何回かのかかわりでその様式を察することができれば，患者のしそうな反応，表しそうな感情，時にはいかにも言いそうな台詞までが，ある範囲内に予想できる可能性がある。

入院場面においてはどうだろうか。若干見方が変わるので，少し複雑になるが，ステレオタイプの様式をもった患者にかかわる医療スタッフ（時に家族）の反応を考えると，これもだいたいの線で予測できなくはない。すると今度は，患者がなにをするか，なにを言うかではなく，患者を含めた病棟の関係者がどんなどよめきを広げていくかを，ある可能性の範囲内で予測してみることができる。予測は外れてもいい。しかし予測する習慣があると，今度は逆に，患者の社会生活を成立させるために，好ましくない出来事を起こりやすくするであろう方針や計画についての示唆をたくさん得ることができるだろう。そこに「治療の見通し」というものが成立するのである。予測の当たり外れではなく，習慣的に近い未来を予測することそのものが大切なのである。

Ⓓ 精神療法のイニシャティブは誰のもの？

入院における精神療法では，イニシャティブは精神科医が担うべきとは思うが，表だって動く人は別に精神科医自身でなくともよい。患者が不思議と言うことをきく相性の看護師でもいいし，退院が近づけばソーシャルワー

表3　精神療法的介入のまとめ

① 外来と病棟では精神療法的介入の設定はまったく違ってくる。
② 入院治療には9つの課題がある。それは，㋐身体的休養，㋑心理的休養，㋒生活リズムの調整，㋓精神疾患の経過の確認・精神症状の沈静化，㋔薬剤調整，㋕家族関係の調整，㋖必要であれば勤務先との調整，㋗薬・病状再燃・就労，就学についての認識の調整，㋘退院に向けての軽いリハビリ，である。
③ それらの課題への精神療法的配慮を加え合わせたものが，そのまま入院における精神療法ではない。
④ 入院における精神療法と呼ばれるにふさわしいものは，患者の退院後の社会生活を改善する目的で行われる，トータルケアのもくろみと表現したほうがふさわしい。
⑤ 入院の精神療法における治療者役割は，病棟で関与する医療スタッフ全員である。
⑥ よって，入院の精神療法は，社会生活を強化する目的でなされる総合サポートをチームで行うことそのものでもある。
⑦ 患者の社会生活を支える支柱，医療スタッフの介入どころには，基本的柱と補助的柱がある。
⑧ 基本的柱には，㋐自分の身体を管理できる力，㋑自分の一日を管理できる力，㋒自分の金銭を管理できる力，がある。
⑨ 補助的柱には，㋐通院と服薬にかかわる意識，㋑ヘルプシーキングの力，㋒サポート集団の存在，が挙げられる。
⑩ 入院の精神療法全体のイニシャティブは精神科医がとるべきである。
⑪ 精神科医は，ある患者における現状と，近い未来に実現可能なその患者の社会生活の双方を見比べながらイニシャティブをとり，スタッフの対応をコーディネートするべきである。
⑫ そのようなマネージャー的役目を果たすために，精神科医に期待される能力は3つある。それは，㋐認知の視点を広くしたり狭くしたりと動かせる能力，㋑結果から学べる能力，㋒先を予測する習慣をもてる能力，である。

カーであってもかまわない。精神科医は俳優を兼任する舞台監督のような位置づけでよいのだと腹をくくり徹すれば，裏方も結構楽しいものである。

　ともすれば，「宿屋の主人」の役割の域を出なかった一昔前の入院担当医の仕事を考えると，精神科医療の整備，精神科医療に対する従事者と一般市民双方の意識改革がなってこその「舞台監督」であると思えて感慨深い。入院の精神療法など適当にやっておけばよく，つまらぬことだと若い医師に言わせない，熟練者の指導も望まれることである。

E まとめ

　入院における精神療法的介入がどんなものになるか，それはどんな形でなされ，精神科医はどんな役割を担うのか，そして，それを推し進めるために精神科医に必要な能力とはどんなものなのかについて**表3**にまとめる。

CHAPTER 4 入院マネジメントの基本

2. 入院初回面接のポイント

岡野憲一郎

　入院時の初回面接については，すでに CHAPTER 2, 2「診断面接の進め方」で多くの点が扱われているため，本稿ではその他で重要と思われる点を中心に論じる。

A 外来初回面接との違い

　外来における初回面接を行う精神科医は，これから一対一の関係を築く相手として患者の前に現れる。つまりそれは治療的な二者関係の始まりを意味する。それに比べて入院治療の場合は，精神科医はこれから始まる病棟治療の代表者として，つまり治療チームのリーダーとして患者と出会うというニュアンスがある。ここでは入院治療の初回面接を行った精神科医（初診医）が，病棟治療での主治医となるという前提のもとに話を進めるが，入院した後に出会う主治医は，外来のみで出会う精神科医とはかなり異なった姿をみせるはずである。彼は病棟の看護室にしばしば姿をみせ，看護スタッフとかかわり，また病棟でほかの患者との面接や交流を行う姿を多くみせる可能性がある。また患者との面接は病棟では不定期になりがちであり，外来の際とは時間枠も大きく異なることになるだろう。

　主治医のそのような姿は，初回面接ですでにみられるかもしれない。初回面接の場所としては病棟が選ばれることも多いが，そこでの主治医は病棟に設けられた面接室で初回面接を行いつつも，時折あらわれる看護スタッフに指示を与えたり，電話に呼び出されたりといった姿をみせるであろう。そこでは主治医を通して治療チームや病棟という治療構造が透けてみえるはずである。

Ⓑ 診断をいかにくだすか？

　入院治療における初回面接でも，診断が重要な意味をもつことは言うまでもない。しかもそれは入院の必要性を最終的に判断する根拠の一つともなりうる。その場合の診断はそれが精神医学的な疾患カテゴリーのどれに属するかだけではなく，その深刻度のために入院治療がいかに必要ないしは適切であるかの判断も含まれなくてはならない。

　わが国における精神科入院に際しては，紹介機関からの診療情報提供書が求められるが，初診医はそこに記された診断名ないしはその重症度を，決してうのみにすべきではない。情報提供書には，患者をこれまで担当し，治療を行ってきた精神科医がその診断に至った根拠と，入院治療を必要とする理由が記されているであろう。初診医はその内容を十分に尊重しつつも，そこに記された見解やデータとは別個の独自の診断を得るべく患者に向き合うことになる。

　入院治療においても，他のどの種類や形式での治療と同様にインフォームドコンセントが必要とされる。初回面接において精神科医が入院治療が適切であると判断し，それを勧める際にも，患者本人にその治療内容が十分説明され，本人がそれに納得する形で行われるのが理想である。医療保護入院や措置入院のような強制入院の形式がとられる場合にも，その内容をできうる限り患者に説明する努力は惜しむべきでない。

　入院の際の初回面接においても，診断に至る面接は丁寧にかつ慎重に行われるべきものである。いかに時間が限られた状況でも，患者との一対一での診断面接のプロセスは少なくとも30分は必要とされるであろう。ただしまったく白紙の状態から逐一情報を得るというよりは，前医の情報提供書の内容の確認というニュアンスが大きくなる場合も多い。とくに患者が前医との治療関係が深く，その意見が十分に尊重するに値すると判断される場合にはそうである。しかしその場合にも除外診断や身体的疾患の有無の検討には，とくに慎重にならなくてはならない。

　また入院治療の必要性を知る上では，家族や同居人，同僚などから得られ

る副次的な情報（collateral information）がきわめて大きな意味をもつ場合が多い．たとえば患者個人は中等度の抑うつ気分を訴え，自殺念慮については否定する場合にも，実は家で何度か深刻な自殺企図があったことを家族が伝えるという場合がある．入院治療には，在宅での患者のケアに疲弊し，途方に暮れている家族や同居人の存在が絡んでいる場合も少なくないため，それらの情報は十分加味されるべきであろう．

C 初期のラポール形成

　患者とのラポール形成が重要であることは，外来における初回面接と変わりはない．ただし入院時に患者がおかれた状況を考えると，治療者側としても特別な配慮が必要となる．まず多くの場合，患者は入院治療に心の底からは納得していないか，あるいはそれに一応は同意していても，同時に大きな不安を抱えている．入院治療は自らの生活環境そのものが，これまで慣れ親しんだものから，未知のそれに突然入れ替わることを意味する．患者は入院治療における日常がどのようなものになるかをまだ具体的には知らない以上，その不安や懸念は当然非常に大きいものとなりうる．現代社会では，入院中は携帯電話を所持していいのか，必要時にはインターネットにアクセスできるのか，などは患者にとってきわめて重要な関心事になるに違いない．それらを決定する上で大きな影響を与えることになる主治医との初回の面接は，患者にとってそれだけ期待や恐れを伴ったものとなりやすい．入院治療の内容やその必要性について十分に医師が説明を行い，質問に率直に答えることは，入院時の十分なラポール形成や，その後の入院治療がスムーズに行われるためにもきわめて重要である．

　このように考えると，入院時のラポール形成は，初回面接の際のインフォームドコンセントを得る努力と深い関係があることがわかる．入院治療が患者にとって最終的に同意できない場合においても，精神科医はその気持ちに十分な理解を示し，患者は今はその必要を理解できなくても，長期的にはその事情を理解できるであろうことを告げることも有用であろう．

医療保護入院や措置入院などの際に，たとえ患者がそれに同意を示さず，時には主治医に対して怒りや憎しみを向けたとしても，いかなる状況においても主治医はネガティブな感情をあからさまに表出することなく，忍耐強く患者にそのような形式での入院治療の必要性を説くことが必要である。

D 入院生活がトラウマとならないための配慮

　この点についてとくに言及しておく必要があるのは，一部の精神科の患者が，その入院の体験を快く思わず，時にはそれを一種のトラウマのような体験として回想することが多いからである。入院治療が避けられない場合もあることは，ある程度患者も納得していることが多い。そのために初診医は患者が本来もつ入院治療への恐れや不安を初診医が十分に考慮した上で患者に対面する必要がある。

　患者がトラウマと感じる状況の一つとして，入院時のいわゆる急性期治療が挙げられる。急性期治療病棟は1998年4月の診療報酬改定の際に創設された制度であるが，主として統合失調症や躁うつ病の急性期にある患者の入院治療に適応となる。しばしば患者は拘束され，点滴を受け，場合によってはおむつを使用するという環境におかれるが，幻覚妄想状態にあり，興奮が強く，拒薬する患者に対してはやむをえず用いられることが多い。しかし患者にとっては身体的な自由が利かなくなり，また強制的に体内に薬物を注入されることに大きな苦痛や不安を覚えることが多い。統合失調症において被害念慮が高まっている場合にはそのような不安がさらに高まることも少なくない。また場合によっては統合失調症が誤診である場合にも急性期治療が適応され，それが患者にとってトラウマとして体験される可能性もある。したがって主治医は急性期治療を指示することにはきわめて慎重でなくてはならず，患者への説明義務もそれだけ大きい。

　拘束や点滴は，安全で保護的な環境で行われ，患者が最終的にそれを受け入れるようになるプロセスにおいては，治療チームへの依存や信頼を醸成することにつながるという理屈も成り立たないわけではない。しかし患者に

よっては必ずしもそうならない場合も多いことを肝に銘じるべきである。

E 初回面接において決定するべき事項について

1. 処方薬

　入院時の初回面接において決定することが急務なものとしては，診断以外では処方薬の選択がある。場合によっては確定診断に至る前からそれを決定しなくてはならない。前医から処方されている薬の服薬時間が迫っているかもしれないからだ。入院時処方について仔細に検討する時間的な余裕がなければ，とりあえず前医の処方を注意深く継承する必要もあるだろう。前医はそれぞれの薬を処方する根拠をもっていたはずであるし，それは診療情報提供書にも述べられているかもしれない。またそれによりある程度患者が安定している可能性がある。

　ただし入院時初回面接が終了し，入院が決定した時点で，処方の責任はすべて主治医に継承される。その後になっても前医の処方薬の妥当性を検討することなく，それをただコピーして処方することは不適切であることは言うまでもない。

　一定の薬物を服用している患者が同時にある症状を示している場合，その薬が無効なためなのか，その薬の副作用なのか，あるいは薬の作用によりさらなる症状の悪化を防いでいる結果なのかは非常に判断しにくい。ただし患者の状態が悪化した結果として入院に至ったという経緯がある場合には，これまでの処方薬を再検討する必要性が高いと考えるべきである。

2. 入院形式および入院時の処遇

　入院時に決定するべきもう一つの問題は，入院形式，すなわち任意入院か，医療保護入院か，措置入院かという入院形式や，開放病棟か，閉鎖病棟か，個室の使用か相部屋か，あるいは保護室を使用するか否か，などである。これらについても細かい記載は避けるが，十分に患者と話し合い，その決定の

根拠を告げるという努力は重要であろう．

F 初回面接における家族との対応

　初回面接における家族との対応についても言及しておく．初回面接に登場するのは患者だけではない．そこにはしばしば患者の家族の存在がある．わが国においては精神科の入院の際に患者の家族や同居者が付き添うことはきわめて多い．そのために入院の機会は家族からの副次的な情報を得る一つの重要なチャンスであるともいえる．

　初回面接において家族との対応をどうするかについては，識者によりさまざまに分かれるが，決められた方法や手順は存在しない．以下は筆者のやり方の一例である．

　まず患者と家族と精神科医が診察室において一堂に会す．そして最初に患者本人に来院の経緯について，そして現在困っている問題について説明してもらい，必要に応じて患者の承諾を得た上で家族に補足してもらう．その過程で家族と患者とのコミュニケーションの様子や，そこでの力動をある程度はうかがい知ることができるであろう．こうして患者に関する情報をできるだけ多く得た上で，今度は医師が患者と一対一で会い，初回面接を継続する．そこで家族のいる前では得られなかった情報が得られる可能性がある．たとえば患者が家族には明かしていなかった異性関係で生じている問題や，違法薬物の使用などに関する事実などである．

　入院に際してはしばしば家族が精神科医との個別の面会を求めてくる．患者の診断や今後の治療方針について，患者のいない場所で率直に話してほしいという要求がきかれることも少なくない．そのような要求をむげに断ることも適切ではない場合が多く，その場合精神科医は患者の個人情報の保護と家族との協力関係の形成という，場合によっては矛盾する課題に取り組まなくてはならない．患者との一対一の治療関係を重んじるという考え方からすれば，精神科医が家族のみと個別に会うことに慎重になるべきであるという立場もあるだろう．しかしいずれにせよ家族からの情報を得て，患者の治療

に関するある程度の情報を提供することは，患者の入院治療にとって有益である可能性がある。

Ⓖ 治療チームとして行う初回面接

　入院の初回面接は，治療チームとして行う場合もあるので，それについても言及しておきたい。精神科のチーム医療が重視されている入院施設では，初回面接において心理士，ソーシャルワーカー，精神科看護師が精神科医に加わるという形をとることがある。これは治療チーム全体が情報を共有するという意味でも，また患者が同じ情報を複数のスタッフに伝えるという手間や苦痛を軽減するという意味でも有効といえる。また治療チームがその場で治療方針についての意思統一を行うことができるという利点もある。

　精神科におけるチーム医療の体制が不十分でスタッフにそれだけの準備ができていない場合には，初回面接がこのような形を必ずしもとることはできないが，それでも病棟の看護スタッフに初回面接の時点から加わってもらうことは，後の病棟治療への移行をスムーズに行う上でも有用である。

Ⓗ 病棟チームへの引き継ぎ

　初回面接は病棟チームへの引き継ぎをもっていったん終了する。筆者としては，外来棟で初回面接を行った場合，患者を伴って，時にはその荷物の一部を持つなどして病棟に移動することは意味が大きいと考える。初回面接が終わった時点で患者にとってラポールを形成し始めているのは初診医一人でしかないかもしれない。するとその精神科医が自分の手で病棟を案内し，患者の前で看護師長に引き継ぎを行うことの意味は少なくないものと思われる。

　以上入院時における初回面接について論じた。入院時の初回面接はさまざまな意味で外来における初回面接とは異なる。その事情についてある程度ご理解いただければ幸いである。

CHAPTER4　入院マネジメントの基本

3. 入院初回面接の進め方

松木邦裕

　患者が入院してくるときの初回面接を，実際場面の展開に沿ってこれから描写していく。この入院にかかわる最初の診療は，外来診察室で始まる場合が一般的である。しかし，事情や状況によっては入院病棟の診察室で始まる場合もあるだろう。ここには，外来での診察がほとんど形式だけのものに終わり，本格的な診療はその後病棟に患者が入った後になされる場合も含む。

　またそれだけではなく，外来での診療を行っていた医師が引き続き入院での主治医になる場合もあれば，外来主治医から依頼されて，新たな入院主治医として患者に会う場合もある。後者の場合はまったくの初回面接であるし，新しい治療関係の始まりである。この事態も含意しながら，入院時の初回面接過程を述べる。

A 入院患者と会う

1. あいさつと自他の紹介

　まず，患者と付き添い者たちを診察室に呼び入れることから入院の初回面接は始まる。ここが外来の診療とは異なるところである。外来診療の場合は，付き添ってきた人がいるとしても，積極的に診察室に呼び込む必要はない。しかし入院初回面接の場合は，付き添い者たち―家族，親族，友人，職場の人等―も含めて一緒に会うことが必要である。理由は明白である。入院治療とはその患者を24時間私たちが預かることであるから，預ける側の人たちとのコミュニケーションは治療的にも入院管理的にも不可欠である。そしてそのコミュニケーションは，より疎通のよいものになることが治療的達成のためにも必要である。それを始めるのである。

入室してきた患者と付き添いの人たちに，入院主治医として私たちは出会う。すでに外来時からの主治医であるのなら簡素でいいものだろうが，このとき患者を含めてはじめて出会う人たちがそろっているときには，あいさつと自己紹介から私たちは始めるだろう。次にその診察室に入院病棟の受け持ち看護師や病棟師長，ソーシャル・ワーカーらが同席しているときには，それらの医療スタッフを私たちから紹介する。この紹介によって，これからの診察が入院に向けたものであることが明瞭になる。

私たちの自己紹介が終わると，促さずとも患者やその付き添い者たちもそれぞれ自己紹介を始めるものである。それがないときには，患者その人についてか入院に関して，なにか難しい事態がすでに発生している可能性を私たちは念頭におく必要がある。この自己紹介の順番や仕方は，患者を取り巻く人たちが誰なのか——親，母親の姉，友人，職場の知人等——を知らせてくれる。既知の患者との間であるなら，患者の話に出ていたまさにその人に出会っている機会である。私たちはこれまでの話から得ていたイメージと実物の相違を内心で検討できる。また，このときの展開は，その患者にかかわる人たちのダイナミクスやキーパーソン，ムードメーカーの存在を知る有力な機会でもある。その認知は，これからの入院治療に関する話の展開にも考慮すべきものなのである。入院治療についての家族等の十分な理解とつながりは，入院治療の成果を左右する大きな要因なのであるから，このときに患者の人間関係についての理解を踏まえた関係づくりで治療連携を創る努力を心がけたいものである。

2. 患者をみる

この入室のとき，またこうした自他の紹介が進んでいるとき，患者その人がどんな様子かも注目すべき観察点である。いつもより緊張しているかもしれないし，逆にリラックスしているかもしれない。その理由を患者の位置から私たちが推測してみることは，病いを抱えた患者の現在の立場を知るのに有用である。この自他の紹介の後は，主に患者に向かって話していく面接形態に戻ることになるだろう。

B 入院治療の枠づくり

1. 入院に至った問題を分かち合う

はじめに持ち出される話題は，'現状の困難がどんなことなのか' ということである。つまり外来での治療が困難になり，入院することになっている理由やその状況を共有する作業である。それを患者自身に語ってもらうことから始める。家族が代わって言おうとすることもあるが，まずは患者が語ることが大切である。患者自身の入院の認識の仕方，動機や意義についての理解の程度を知るためである。このとき家族が代わって言おうとするときにはしばしそれを押しとどめ，患者が十分に語った後に付け加えられるようにしたい。また，患者が入院の理由を語っていくときには，曖昧なところは明確にする私たちの介入も必要である。こうして，なぜ今入院に至っているのかを診察室の皆で共通の認識にする。実際場面では，患者，その家族，治療者それぞれで違った認識にとどまっていたことが判明することも少なくない。だからこそ，この機会が必要であるし，可能な一致が求められるのである。

2. 入院の目標を決める

入院に至った理由を踏まえての入院治療の目標を明らかにすることが，次の作業である。これは，入院治療動機の確認とも必然的に重なる。

入院で目標とされる改善は，症状水準，（社会活動を含む）生活適応水準，（パーソナリティ機能を含む）精神機能水準から考えられるが，これらが連動することもあれば，そうではないこともある。少なくとも私たちは，この三水準を考慮しつつ治療目標の設定を行うべきである。

そこで診察では，入院中になにをどこまで治すことを目指すのかを話題にする。家族は，今回は徹底的に治るまで退院しないでほしいととかく言い，他方患者は，今の状態がよくなったら早く退院したいと言うのはよく起こる事態である。ここで私たちは，入院治療でできることとその限界を踏まえて，現実可能な入院目標を提言することになる。それについて異なる見解を患者

と家族が主張するとき，それに耳を傾けるとしても，ひとまず，同席者全員の折り合いのつくところを見定める。そして入院中に目標を再検討する機会がありうることを伝えてもよいだろう。

3. 身体の状態を見定める

治療の場を決めるという次のステップに進むためにも，ここで行うべきことに，患者の身体の状態を調べる作業がある。これは問診と身体の診察で行う。症状水準で身体的な困難がある場合は，当然，前述の入院目標を決めるときに身体の状態も診て検討することになるが，既存症としての身体の疾患や障害がある場合は，その状態や程度をここで検索する。身体疾患や障害についての既存の臨床データを参照にするだけでなく，この時点であらためて血液生化学検査（たとえば，高血糖）やＸ線撮影（たとえば，直前の身体の強い打撲）等が必要になることもある。

いずれにしても，入院の場を決めるために必要最小限のデータは手に入れ，判断をくだすことになる。必要があればこの時点で，その身体疾患の専門医のコンサルトを受けることも考慮されてよい。また並行して，そうした身体疾患への入院中の治療的対処にも方針を立てておかねばならない。

4. 治療の場（治療構造）を決める

a. 病棟の選択

入院の目標を明確にしたところで，それを実践する場を決めることになる。すなわち，入院病棟の決定である。開放病棟，閉鎖病棟，保護室のどのハード的治療構造が望ましいかを選択する。ここには任意入院，医療保護入院，措置入院という法的な契約も連動するから，事前に当該患者の場合での病棟の選択可能性を想定し，いくらかの下準備の上でこの診療に臨むとよい。たとえば閉鎖病棟への医療保護入院という場合であれば，私たちの提案を患者が拒絶するとき，家族の同意と看護者の入院支援やソーシャル・ワーカーの介入等の対処に手際のよい手順が求められることも少なくないからである。閉鎖病棟や保護室への入院，時には開放病棟への入院を家族が嫌がる

ことが予想される場合もある．前者においてはそれらの構造を劣悪なものと家族がとらえていて，患者がさらに悪化すると恐れていることがあるし，後者では離院や外出での濫費等を不安に感じていたりする．

　病棟の選択で行き詰ってしまうときの一つの対処法として，患者と家族に，入院予定病棟での受け持ちとなる予定の看護師か信頼できる看護師の案内でその病棟を見学してもらうというやり方がある．看護師が配慮し説明する病棟見学は，患者，家族のどちらにとっても安心を生むものである．そこで私たちが提案する病棟を受け入れやすくなる．病棟の選択は治療目標の達成にも患者の安全にも大変重要なものであるから，私たちが責任をもつこととして，患者や家族の要望に安易に妥協するわけにはいかない．どうしても折り合えないときには，入院治療の中止という選択もありうるものである．

b. 部屋の選出

　次になすべきは，病室の選択である．個室，2人室，4人室，6人室等のどれを選ぶか（たとえば，自殺の危険がある人を個室におくのは危険であるし，迫害的恐怖に圧倒されている人は個室が好ましいだろう．さらに同室者がどんな病者たちかも病室の選択に考慮される）．また，（主に身体状況，介添えにかかわる）洋室か和室か，看護詰所に近いところにするか，蘇生装置等の医療設備が充実している部屋を選ぶか等，検討すべき課題を踏まえて，患者や家族の要望も可能な範囲で入れながら，選択する．

5. 入院期間の設定

　ハード面での入院治療構造が決まった．それではこれを踏まえて，ひとまず入院期間の予測を伝え，患者や家族の要望をきく．当然ながら入院の期間は，入院治療の目標と連動するし，治療の進み具合と連動する．ゆえに，おおよその予定される期間を分かち合うところでひとまず収めておくとよいだろう．退院の提案は主治医からも，患者や家族からも出てきうるものである．実際上ここで必要なのは，退院の提案が出たときには，いつ，どれだけの人で話し合いをもち，どのようにして決定するかについて取り決めをしておくことである．このことにより，実際になんらかの形—患者や家族の退院要求，

患者の違反行為による退院の必要性—で退院の検討が突然に浮上したときに，その対処を滑らかに進める下地が準備されたことになる．

C 入院での治療法の提示と選択

入院設定の大枠は決まった．次はその内容に移る．すなわち，入院においてどんな治療を提供するかである．

1. 治療法を提示する

治療法の選択は，それまでの外来治療を引き継ぐものと新たに始めるものがあるだろう．前者には，薬物療法，精神療法がある．後者には，作業療法，入院集団療法，病棟活動等がある．薬物療法や（臨床心理士が行うものも含む）精神療法では，入院に際して部分的な変更がなされるのは普通にあることである．こうした変更を伝える必要がある．入院してから始める新たな治療法については，患者と付添者に簡単に説明するとともに，この場で決定し導入するのではなく，入院後に見学等も踏まえて検討してよいことを伝える．ただ主治医が必要と考える治療については，その意向を治療的意義を含めて確実に伝えるべきである．

2. 実施予定の検査も伝える

ここでは，入院後に行う，心理査定を含めた必要な検査にも言及しておく必要がある．患者によっては，その検査は受けたくないとか，家族によってはその検査は心配だと訴えることもあるので，主治医として必要性を説いたり，不要なものは省くことを伝える．

D 入院生活での枠づくり

1. 入院治療の主舞台

　こうして今から始まる入院治療の実態の輪郭はみえる形になった。これから述べる入院生活の過ごし方には，実際には看護スタッフが中心にかかわっていくこととなる。

　しかしながら，主治医として入院治療マネージメントの責任をもつのであるから，大枠は私たちが押さえておかねばならない。とくにその病名がなんであれ，パーソナリティの問題が大きい患者たちはここのところ，すなわち入院での日常生活状況でその本態をあらわにするから，まさにここに入院治療というものの中核的意義がある。言い換えれば，精神科での入院治療の特異性と醍醐味はまさにここにあるということもできる。逆に言えば，薬物の調整や症状の変化にだけ目をとられて，その患者の入院での普段の過ごし方に目を向けない/目を向けられない精神科医は，精神科における入院治療がなんなのかをわかっていないといえる。

2. 入院生活での枠について話し合う

　その患者が入院生活をどのように過ごすのかということに関連するその枠，つまり生活する上での規律・規則，約束事について話し合う。

　ここには病院全体として決定している規則，たとえば，連続した外泊日数の限度，入院期間の限度，食事や就寝の時間，アルコール摂取や暴力行為による治療中止といったものがある。それぞれの病棟で決定している規則もある。たとえば，最初の外出までの留め置き期間，入浴時間，病棟活動の時間，電子機器の使用許可等である。加えて，主治医が決定するその患者だから必要な規則，取り決めがある。たとえば摂食障害患者での間食の禁止，重いうつ病患者での病棟活動の中止等さまざまである。

　これらの規則，約束事とその違反行為への対処法について話しあう。前述したようにパーソナリティの問題が大きい患者（主な病態を挙げるなら，神

経症，パーソナリティ障害，抑うつ状態，ヒステリー，摂食障害，嗜癖症）においては，外泊，外出，面会，間食や嗜好品（タバコ，コーヒー他），機器の使用（携帯電話，パソコン，ゲーム機）等の規定を，強制退院を含むそれらの規則違反時の対処まで，細部を含めて話し合い詰めておくことがとりわけ大事である。

　この話し合いには，病棟看護師が同席している必要がある。それは，患者の入院生活に実際にかかわっているのが看護師であるところからは当然であるし，規則や約束事が病棟治療チームとして重要視されていることを患者が認識する機会でもある。また，主治医と患者という二者の取り決めではなく，入院治療にかかわる看護師という第三者も加わっての取り決め事項であることがこの約束事の治療的有効性を大きく高めるからである。

E 入院治療の始まり

　こうして入院治療がいよいよ始まる。ここでその開始を示すものとして，入院形態の告知書と入院治療計画書を患者に渡すとともに，患者の入院同意書の記載がなされるという最後の作業を進める。それが完了したなら，患者と家族は事務手続きに移行する。しかしその前に私たちが主治医として，患者，あるいはその家族とともに，予定される病室にひとまず行ってみることもあってよいと思う。またそのとき，治療スタッフに出会うなら，そのスタッフを紹介することも私たちは忘れてはならない。

F まとめ

　ここまで，入院の初回面接で私たちが主治医として考えなすべきことを，実際の進行に即した形で描写してきた。
　それは見出しとして挙げているように，患者や付添者と会う，入院の枠を決める―入院に至った問題を分かち合う，入院の目標を決める，入院治療の構造を決定する，入院での治療法を提示する，入院生活での枠を確定する―

ことをなし，入院の始まりに立ち会うことである．もちろん，個々の精神疾患，個々のパーソナリティ，個々の入院に至った状況によって，実際には臨機応変で柔軟なだけではなく，確固とした対応と判断が求められる．いずれにしても，この入院時の面接でどこまで患者との間での共通な理解と認識が得られたかが，これからの治療を大きく左右することは忘れてはならない．入院治療でのよりよい成果を望むなら，入院時の面接で労を惜しんではならないのである．

文　献

1) 松木邦裕，鈴木智美編：摂食障害の精神分析的アプローチ．金剛出版，2006
2) 松木邦裕，賀来博光編：抑うつの精神分析的アプローチ．金剛出版，2007
3) 松木邦裕，福井　敏編：パーソナリティ障害の精神分析的アプローチ．金剛出版，2009

CHAPTER 4　入院マネジメントの基本

4. 入院治療のマネジメント

中尾智博

A　入院継続にあたって

　さまざまな理由で入院となった患者は，新しい環境の中でさまざまな反応を起こす。それは治療に反応して起こる好ましいものであったり，予想外の反応であるかもしれない。入院は患者の人生を良くも悪くも一定期間切り取り，治療のためだけの生活に没頭させるものである。治療者はそれが希望にせよ不本意な形でのものにせよ，入院してきた患者の心情を慮りながら，入院という体験が患者にとって十分満足なものとなるように誠実かつ適切な対応を行っていかねばならない。

　入院中の継続診療について述べるにあたり，筆者が勤務している病院の治療構造を先に説明する。外来患者は主に教員が担当しているが，入院時に精神科臨床経験1～5年目程度の医員が入院主治医として引き継ぎ，外来主治医，病棟医長，病棟指導医がスーパーバイズを行いながら治療が行われる。よって，ここでは若手の精神科医が入院診療を行っている場面を想定して継続診療についてのアドバイスを送る。

B　状態診断のポイント

　入院時に立てられた入院治療計画に基づいて治療は進められる。入院治療の目的としては，各種精神症状の急性期治療，診断精査，薬物調整，系統的入院精神療法，療養，家族との関係調整，あるいはそれらの並行実施が挙げられる。いずれの目的にせよ，その達成のためには状態診断を正確に行う必要がある。入院治療のメリットは，医師，看護師による手厚いケアと詳細な病態観察にある。入院初期は，病棟での安静療養を促し，睡眠や食事の状況，

日中の活動状況を細やかに観察し，意識レベル，情動，思考，認知機能，知的機能，パーソナリティ等を評価していく。主治医は，毎日朝夕に病棟に顔を出し，患者の負担を考慮しながら面接を行い，精神症状の把握に努め，また看護の観察を参照しながらその患者の状態を掌握し，入院初期の状態診断を行っていく。本稿では各論の詳細な記述は行わないが，たとえば，「幻覚妄想とそれに伴う精神運動興奮を呈しており統合失調症が強く疑われ，急性期の治療を要する」「入院前2ヵ月から抑うつ気分，意欲の低下と不眠がみられ入院後も持続しており経過も踏まえるとうつ病を再発していると考えられるが，内分泌疾患などの影響がないかを鑑別していく必要がある」「記銘障害，失見当といった認知症症状を呈しており，経過や類型症状を踏まえながら画像検査等を実施し鑑別診断を行う」などというように現在の状態と考えられる診断名を常に念頭におき治療を進めていくべきである。ただし，往々にして入院初期には，環境の変化，緊張などにより病態の本質がわからないこともある。鑑別診断に必要な生物学的検査，心理検査などを実施し，治療を行いながら仮説を検証し，状態診断，治療内容に適宜修正を加えていく。

C 入院中のマネジメント

入院中のマネジメントについては，疾患や病状によって個別に異なるが，状態に応じたマネジメントの3パターンと，治療に関するマネジメントについて述べる。

1. 状態に応じたマネジメント

a. 急性期・救急でのマネジメント

精神運動興奮，幻覚妄想状態，自殺企図，強い不安焦燥，抑うつ，躁状態などにおいては，隔離室，準隔離室，観察室を用いることが望ましい。医療保護入院を想定する。合併した身体疾患や自殺企図後の身体管理，拒食症による低栄養状態などが著しいときは看護詰所から最も近い観察室にて，密な状態観察と身体管理を実施する。隔離実施の際は，人権面に十分な配慮を払

い，精神保健福祉法を遵守しながら書面および口頭にて隔離室を使用し施錠を行うことを告知し，カルテに記載する．事故，自殺企図，自傷，他害，などに細心の注意を払いながら，刺激の統制された，保護的な治療空間で治療を進めていく．患者は病勢におされ十分な疎通をとることが困難かもしれないが，繰り返し顔をみせ，声をかけ，安心して入院治療を送れるようにメッセージを伝える．受容支持的な態度が大事である．

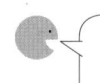

> 今はあなたの安全を守るためにこの部屋（隔離室）が必要です．必ずよくなるので安心して治療を受けてください．

　当面の目標は急性期症状の緩和軽減にあり，薬物療法を主体に不安，焦燥，興奮の軽減を図る．興奮や緊張が著しく鎮静・緩和が必要な場合は抗不安薬や抗精神病薬の経口，注射投与を考慮する．夜間帯の対応についても当直医や夜勤スタッフが円滑に実施できるよう，不眠時，不穏時の対応などわかりやすく指示を出しておく．症状が非常に強く，自傷，自殺のリスクがきわめて高い場合など，薬物の効果を待つ猶予がないときは電気けいれん療法の適応も探るべきであろう．隔離や拘束は人権に影響を与える強い行動制限であるので，その実施継続にあたっては上級医に相談しながら毎日適否を判断し，カルテ記載を行わなければならない．病状が落ち着きをみせ始めたら，上級医に相談しながら，娯楽品（本やCD）の供与や段階的な隔離解除を行い，次第に行動枠を拡大していく．隔離，拘束の必要性が消失した場合，その終了を告げ，閉鎖病棟の大部屋へと転室し，引き続き亜急性期の治療を実施する．

b. 亜急性期のマネジメント

　急性期を脱出した患者，また閉鎖病棟という大きな枠組みがあれば治療を行ってゆける幻覚妄想状態，軽躁状態，不安・抑うつ状態，認知症症状，などをもつ患者については閉鎖病棟の大部屋ないし個室（非隔離）での治療が望ましい．とはいえ症状は動揺するものであり，症状の悪化，自殺念慮の強まりには引き続き注意を払う．とくに精神病状態や重度のうつ状態からの回

復期には急速な現実検討能力の高まりとともに自殺のリスクが高まる可能性があり，十二分に注意を払うべきである．その上で一時的な外出，外泊を最初はスタッフや家族の十分な見守りのもとから段階的に実施する．併行して日中の病棟行事や作業療法などへの参加を通して，患者が安定した状態を保てているかを確認しながら退院に向けて病状のさらなる改善を目指す．

c. 療養，ストレスケア入院のマネジメント

軽症〜中等症のうつ病，不安障害は開放病棟の大部屋，個室を中心とした任意入院による治療を想定する．ストレスの少ない環境設定と規則正しい生活リズム，十分な睡眠と食事の確保によって症状の緩和を図る．病状に応じて系統的精神療法の導入を検討する．閉鎖病棟での治療が必要となる患者に比べれば治療の構造は物理的には全体にゆるやかな枠になるが，健康度の高さと比例するように病棟内対人関係や家族間の問題などはむしろ表面化しやすく情緒面，行動面にも表出されやすい．開放病棟という構造上のゆるやかさを，医師や看護による注意深い病状観察と適切な対応，治療的なかかわりによってカバーすることが重要である．

2. 治療に関するマネジメント

a. 薬物療法

薬物療法は，上に挙げた急性期，亜急性期，療養のいずれにおいてもほとんどの場合導入される．また，薬物治療抵抗性，副作用の問題などで外来では十分な効果が得られていない場合，薬物調整を主たる目的として入院治療に導入されることがある．丁寧な観察や各種臨床評価尺度などによる客観評価によって効果と副作用を評価しながら治療を進めていく．一般的には状態診断→主剤となる薬剤の決定，漸増→効果の検証→効果の有無，程度により増量，薬剤変更あるいは併用療法，という手順を踏んでいく．薬剤一つ一つの評価をきちんと行い，安易な多剤併用化は避ける．また薬物療法といえども精神療法的な要素が欠けていてはその効果は半減する．次に述べる各種心理療法との連動で行われてこそ，薬物は有効に作用するので，機械的に薬剤を投与し量の増減を行い，というわけにはいかない．薬剤投与を介して患者

と対話しその心理を理解しながら展開していかねばならない。

b. 心理療法

心理療法に関して，支持的精神療法はすべての患者において適応であり，ミニマムに必要とされる治療的な態度である．とはいえ，笠原[1]によればそこには，患者の自己表現を促す配慮，受容と了解，内的世界の再構成，押しつけにならない程度の生活上の助言，転移現象への配慮，心的疲労など症状の陰性面への配慮，といった多くの満たすべき要件がある．よって支持的精神療法といえども決して一朝一夕にできるものではなく，絶えず意識し修練することが必要であろう．一方，精神分析，森田療法，認知療法，行動療法などの系統的な心理療法は，薬物療法では十分な改善の得られない患者において，併用ないし単独での援用がなされる．その有効性とともに患者の心理に強い影響を及ぼすので，治療構造の明確化と行われている治療についての患者，主治医，治療スタッフの共通認識が不可欠である．経験の少ない若手臨床医は上級医の適切な助言のもとに行うべきである．

D 入院目標の修正が必要なとき

比較的ゆるやかな時間の中で行われる精神科治療であるが，それでも一日一日患者の病態には変化が生じている．小幅な症状の動揺には一喜一憂することなく筋の通った骨太な治療を続けていくべきであるが，時に入院時の診たてとその後の状態像や治療反応性に大きな乖離が生じるときがある．一例を挙げればうつ病から双極性障害への診断変更，不安障害や適応障害の背景に隠れていた発達障害や知的障害の露呈，などである．この際症例検討会やスタッフとのミーティングを積極的に行っていれば大幅なズレに至る前に治療内容を見直すことが可能となる．治療とは仮説の策定と検証の繰り返しであるので，入院後に治療内容や治療目標の見直しに迫られたときには，新たに仮説を立てそれに基づいて治療を進めていく．本人や家族にも入院後にわかったことをもとに，診断・診たての修正，治療内容の変更について，丁寧な説明を行う．

E 入院中の治療関係の変化とそれへの対応

冒頭に入院はその人の人生を切り取るものであると書いたが，ある一定期間が過ぎると，入院生活が，その患者にとってその瞬間あたかも人生そのもののようになる。筆者の勤める病院では規則正しい毎日の生活が送られる一方，季節ごとに花見，夏祭り，運動会，クリスマス，といったイベントがあり，現実の生活を離れた環境の中で小さくとも新しい社会生活が展開される。そこでは，治療者との関係，スタッフとの関係，同室者との関係，それぞれが精神的物理的なつながりを増していく。治療者はもちろん良好な治療者-患者関係を保とうと努めるべきであるが，入院中に起こるさまざまな出来事はしばしば患者の心を波立たせ，快の感情が満たされるその一方で，あたかもそれまでに家庭や学校，職場で繰り広げられたものと同じ怒り，興奮，敵意などのネガティブな感情が表出されるかもしれない。またそのような感情は時に自傷，暴言暴力，離院といった行動として表出されるかもしれない。われわれは病棟のルールを破る行動，自他の危険を伴う行動に適切な対応をすべきであり，そのような行動が患者の不利益にならぬよう枠の再設定を行うべきである。場合によっては開放から閉鎖病棟への転棟，隔離室使用といった物理的な意味での行動枠の再設定も検討する。仕切り直しの意味で退院という選択肢もみえてくるかもしれないが，予期しないタイミングでの退院が患者に与える外傷的な影響も十分に考慮し，本人にもその治療的な意味をしっかりと伝えた上でそうすべきである。その一方で，そのような感情表出がなされたときは，治療を見つめ直し，進展させるよい機会である。どのような環境で，どのような場面で，どのような相手に対してそのような感情が表出されたのか，治療者が患者とその体験を共有することによって，次に同じような状況に出会ったときにどのような対処行動をとればより適応的であるのかを考えることができる。

> 今回のできごとは，あなたが今抱えている悩みがひとつの形となって表れたものかもしれません。環境を整えた上で，あらためてこの悩みに向かいあってみましょう。

F 退院の判断・マネジメントと外来診療への橋渡し

　入院となった主たる症状が改善し，入院時の目標をおおむね達成できそうな見込みが立ち外来治療に切り替えることが可能と考えられたら，退院に向けての段取りを進めていく。自宅での生活になじむように，何度か外泊を行って，家での生活が円滑に行えているかを評価，確認する。家族同席面接を行い，家族に入院治療の内容について説明を行い，退院後の生活の送り方についても具体的なアドバイスを送る。発達障害や統合失調症の前駆期などにおいて本人への告知が時期尚早と考えられる場合，まず家族に詳しい説明を行い，自宅でも保護的な環境が保たれるように受容的な態度の必要性を説く。一方，双極性障害など患者が自身の気分変化に注意を向けることが再発予防に重要である場合は，患者にも積極的に病態や診断の説明を行う。

　退院後の生活については，患者の社会生活上の役割に注目したい。就労している社会人であれば復職の時期をいつ頃に設定するか，休学中の学生であれば復学のタイミングを，主婦であればどの程度の家事負担が適当であるのかなどを，本人，家族を交えながら退院前に話し合っていく。話し合いは主治医，受け持ち看護師に加え，PSW，心理士，デイケアスタッフなども交えた多職種連携のものとすることが望ましい。入院生活で知り得た患者のパーソナリティ，能力，適応，家族との関係性，などを考慮しながら退院後の生活設計を立てる。デイケアや訪問看護など社会資源の利用が適切であれば，そのオリエンテーションを行う。患者は数ヵ月，時に年単位の入院生活を経て再び通常の日常生活に戻るにあたり多くの不安を抱えているものだから，なるべく達成しやすい目標を設定し，成功体験を重ねることで達成感，自信を獲得できるように配慮する。

退院は患者や家族にとって新しい人生の始まりである。と同時にある一定の期間を濃密に過ごした主治医やスタッフ，他患との別れのときでもある。筆者が勤めているような総合病院において，入院から退院までの時間の流れは時に精神科の治療としてはあまりに慌ただしいように思う。であるからこそ余計に，治療をした者はその患者との出会いから別れまでを自分なりにふり返り，心から応援する気持ちをもって送り出したい。

参考文献

1) 笠原　嘉：予診・初診・初期治療．診療新社，1980

5. 入院中の継続診療の進め方

池田曉史

　入院治療の構成要素は実にさまざまある。面接（集団，個人），観察（立場の異なるさまざまな専門職による観察と評価），薬物療法，集団体験（治療グループ，ピアサポート），生物学的・心理学的諸検査，環境療法（家庭・職場からの避難，休養，ケアされる場としての病棟，生活の構造化）など挙げていけばきりがない。しかし，原因療法としての身体療法がほとんど確立していない精神科臨床においては，やはり面接が精神科治療の中心的な役割を占めている。したがって私は，面接を中心に入院中の継続診療について述べてみたい。

A 朝の回診

1. 基本姿勢と待つこと

　入院治療の日々は，朝の回診から始まる。主治医は，出勤日は毎朝，自分の受け持ち患者のもとを回る。回診では朝の挨拶を交わした後，「ご気分はいかがですか」などと比較的オープンな質問をする。このときに目線の高さを患者のそれとそろえて，しっかり患者の顔をみる。治療者の顔には自然な笑みが浮かんでいるのがよい。通常，患者はベッド上に臥床しているか，上半身を起こしているかなので，その分，治療者が身を屈めることになる。そして患者の答えをじっと待つ。

　患者がすぐに答えないからといって，駆け足で次の質問に移ったり，回診を終えたりはしない。うつ病で制止の強い患者や，統合失調症で途絶のある患者などでは，答えがすぐに返ってくるとは限らない。1分以上間があいた後で患者が答えだすことも稀ではない。次の行動に移るまで3分は待ちたい。

何も答えない患者の脇で3分間をじっと過ごすことは決して楽な作業ではない。しかし，このじっと待つ姿勢は，患者にとって，治療者が確かに自分に関心をもっているということを実感する大事な機会となる。

2. 身体所見の重視

回診では，まず患者の訴えをきく。とくに不眠や便秘など身体面の訴えには，十分に耳を傾ける。必要であれば，筋強剛の確認など身体診察も行う。それらの訴えに関して，患者からなんらかの対応を求められた場合には「今日の夕方までに眠前薬の内容について検討してお返事します」「それについては次回の面接のときまで考えさせてください」などと期限を明確にして約束する。当然，これらの約束は守らなければいけない。

3. 回診と面接との使い分け

一方で患者が回診で，自身の心的葛藤や対人関係の困難などのいわゆる内的に深い話を始めた場合には，治療者は「そういう大事な話は面接のときにするようにしましょう」と言って制止するのがよい。大事な話は面接室で，という意識を患者と共有していくことは治療の構造化の第一歩であり，入院中の患者マネジメントの基本である。

4. 予定の確認

その上で治療者は，患者にその日の予定を伝える。すなわち「今日は午前中に脳波の検査があるので行ってきてください」「今日は面接の日です。14時少し前にまた声をかけに参ります」などの説明を行うのである。

5. 状態の判断

せいぜい5分ほどのこうしたやりとりの中で，治療者は患者の表情や声量，口調，抑揚などから患者の状態を判断する。実のところ患者の状態は，患者が発する言葉の内容というよりも，非言語的(ノンヴァーバル)な表出に反映される。もちろん，状態診断には作業療法でのスタッフによる観察所見や，夜勤帯の看護師から

の申し送りなども参考になる。

B 入院中の面接を進めるために

1. 入院中の面接の意義

　面接は，枠の設定に始まる。普段の責務から解放され，ほぼ一方的にケアされる病棟の環境に身をおくと，多くの場合，患者の中の依存的・幼児的な部分が活性化される。この状態になると，患者の対人関係のパターンや性格傾向などは，他患やスタッフとの日常交流の中にかなり明瞭にみてとることができる。

　したがって入院中の面接では，あえて患者の無意識を表面化させるような手続きはとらなくてもよいことが多い。むしろ，ともすれば依存的な方向に向かおうとする患者に現実を提示し，正気づかせる作用を面接が担っているともいえる。

2. 面接枠の設定

　そういう意味もあり，入院面接はあまり長い時間を設定しないほうがよい。せっかく入院しているのだから，1回の時間を長くするよりも，回数を増やすことを考えたい。経験的には1回20～25分の面接を週2回程度提供するのがよい。どうしても週1回しか提供できないとしたら1回30分が妥当であろう。なお夜間の面接は患者が不安に陥りやすいので，面接時間は原則として日の出ているうちに設定する。

　これは入院の早い段階で決定し，患者に伝えておく。すなわち「面接は週2回，火曜の午前と木曜の午後に行います。1回の時間は20分です」などと伝えるのである。この際，曜日と大まかな時間を固定しておくことが肝要である。これは学校や会社のタイムスケジュールに相当する。このように明確な時間枠の存在を患者に意識させることで，患者の社会性を維持させるのである。

3. 非常時の対応

　もちろん，病棟では種々の突発事が起こる。緊急入院や，他の受け持ち患者の身体的急変などのため予定時間に面接ができないこともある。その際は，当初の予定面接時間の前に，可能な限り自分で患者のもとを訪れ「緊急入院が入ってしまいましたので，11時からの面接を13時半からにさせてください」と伝えることが大事である。これをせずに面接を遅らせたり中止にしたりしてしまうことは，治療関係に避けがたいダメージを与える。

　このように，面接の枠は一度設定したならば極力遵守する。枠を越えて面接することは，一見親切な対応のように思えるが，実際は「あなたは約束した時間も守ることのできない子どもです」というメッセージを患者に送ることになる。患者が予定外で面接を希望してきても，よほどの緊急性がない限りは「次回の面接まで待ちましょう」と伝える（このためにも面接回数は週複数回のほうがマネジメントしやすい）。もっともこれには例外がある。患者が自傷した場合や，退院を希望した場合などである。その際は，緊急で面接を行うこともあるが，その面接ではあくまでも話題をその問題に絞る。他の一般的な話題を持ち出されても「いまは退院についての話に絞りましょう」と応じるのがよい。

　またある種のパーソナリティ障害の患者などでは，臨時の面接を設定してもらうために自傷するような場合もある。こうしたケースでは，臨時の面接設定は患者の依存性・幼児性を満足させることになり，さらなる問題行動の呼び水となりかねない。この場合，本当に必要なのは臨時の面接ではなく，自傷を防ぐための行動制限であるかもしれない。したがって，臨時の面接については，その是非を十分に検討する必要がある。

C 面接の実際

1. 初期―自分の言葉で自分の人生を語り直す―

　入院後しばらくの間は，冒頭で患者の自覚症状や入院生活で困っていることなどを尋ねる。それらを一通りきいた後で，患者の生育歴や生活歴を語ってもらう。もちろん，1回の面接では聞ききれないので，複数回にわたって耳を傾けることになる。こうして患者の人生を患者自身の言葉で語り直してもらうことには，それ自体に治療効果がある。

　こうして患者に過去の整理をしてもらうが，治療者はほぼそれと並行して，患者の直近の生活についても詳しく尋ねておく。何時に起きて，何時に家を出て，どんな作業をこなしていたか。どんな家で，どんなものに囲まれ，どんな自由時間を過ごしていたか。患者の現在に焦点を当てることは，過去に焦点を当てることと同じくらい大事である。治療者は，目を瞑れば患者の生活の様子が映像で浮かび上がってくるくらいまで，患者の生活を把握しておきたい。また種々の検査結果のフィードバックも忘れずに行う。

2. 中期―現在の生活を見つめ直す―

　入院も中盤に差し掛かってくれば，患者の症状はだいぶ緩和しているはずである。この段階になったら，面接ではあまり症状のことは大々的に取り上げないようにする。患者が話してくる分には傾聴するが，こちらから根掘り葉掘り症状を掘り返したりはしない。症状の中には完全に消失しにくいものもあり，治療者側がそれにこだわる姿勢を示すと，患者もどうしてもそれに固執してしまうようになりがちだからである。

　この時期は，病棟での現在の生活に焦点を当てる。この過程で，患者の対人接触パターンがあらわとなり，新たな問題が意識化されるようになるかもしれない。しかし1回の入院治療でできることは限られている。多くの場合，入院目標は当初の設定を維持し，新たな問題は退院後の課題としたほうがうまくいくように思う。

現在の生活に加えて，将来の展望もこの時期の話題にする。病前に抱いていた将来の夢はなにか。病気になってから夢は変わったか。退院後どのように生活していくつもりか。こういったことをこと細かくきいていく。こうして徐々に患者の視点を過去から未来へと移動させていくのである。これによって患者は，歴史性を備えた1つの主体として自らを経験するようになっていく。

3. 後期—退院後のイメージを確かめる—

この時期になれば外出や試験外泊も始まっているであろう。面接は，これらの結果も踏まえて，より現実的な内容を扱う。すなわち外泊でできたことできなかったことなどを明確にしながら，退院後の生活イメージをより具体的なものにしていく。

そして入院目標が達成されたことに患者，治療者，患者家族がおおむね同意できれば，退院を判断することになる。三者の意見を擦り合わせる必要があるため，合同面接が必要になることも多い。その際は，普段の個人面接とは別に三者面接を設定するのがよい。定例の面接は，あくまでも患者のためのものという姿勢は，退院を控えて不安を感じることも多い患者にとって，大きな支えとなる。

病棟主治医と外来主治医とが異なる場合は，可能であれば，退院前に外来主治医も交えて面接しておきたい。とくに摂食障害など，退院時に再入院の条件（「体重 38 kg 以下になったら再入院」など）を設定するようなケースでは，両方の主治医が認識を共有しているということを，明確な形で患者に示しておくのがよい。

なお，いずれの時期であれ，所定の時間が来たら面接は終える。毎回の面接の度に無理に話をまとめようとしなくてよい。時間が来ても患者が話をやめないようなら「そのお話は，もしまだしたいようであれば，次回の面接でお話しください」とやんわりと制止する。

D 入院治療の山場

1. 入院目標の修正を迫られたときの対応

　入院中に新たな課題が見つかっても入院目標は当初のものを維持すると上述した．しかしそうはいかない場合もある．第一のパターンは，うつ状態の患者が躁転するなど，患者の病状が変化した場合である．こうなると行動制限（および入院形態の変更）や，薬剤の選択も含め，治療方針の大幅な変更が必要になる．この場合，治療者は患者および家族に病状の変化と，それに伴う新たな入院目標とを真摯に説明する作業が必要になる．

　このときに大事なことは，病状ゆえに患者の理解力に問題があると思われるときでも，治療者は患者にきちんと方針の変更を説明するということである．これは患者が同意できる状態になくとも必ず行う．というのも，このときの治療者の対応を患者の多くは覚えており，後に病状が安定したときの治療関係に確実に影響するからである．

　第二のパターンは，うつ病と思って入院させたが実はアルコール乱用とそれに伴ううつ状態であったことが判明するなど，病状が想定と違っていた場合である．この場合，治療者は，新たに判明した状況に対して，患者に治療の意思があるのかどうかを患者および家族とよく話し合わねばならない．状況によっては，一度外来治療に差し戻したり，適切な医療機関を紹介したりする必要があるかもしれない．ただし，この際に治療者には「患者を見捨てることになるのではないか」とか「こんな大変な患者とはもう縁を切ってしまいたい」というような強い感情が動きやすい．治療者は，自分が一過性の感情に流されていないか気を配る必要があり，先輩などに相談した上で決めるのがよい．

2. 治療関係の変化とそれへの対応

　入院初期から退院まで，患者と治療者が常によい関係を維持できるとは限らない．とくにパーソナリティ障害を抱えた患者では，治療者にとってはさ

さいに思えるやりとりの齟齬で態度を硬化させ，治療者の交代や退院を要求したりする場合がある。

　この場合の基本原則は，患者の主張にある程度の理があるのではないかという視点で自分の治療をふり返ってみることである。治療者が自分の立場を守ろうという過剰な意識を捨てて検討してみることで，自身の画一的・形式的な対応に気づく場合がある。患者の怒りの背後には，こうした治療者のおざなりさに対する深い失意と哀しみとが隠れていることが多い。治療者が，自分は患者のこの深い失望に気づいており，そのことに向き合う心算があるという姿勢を示すことで状況は劇的に改善することがしばしばある。

　それでもどうしても退院を強硬に主張する場合，対応は大きく二つに分かれる。一つは患者が主に精神病的な体験に支配され退院を希望している場合である。この際，治療者は，治療者からみて主たる問題で患者と合意を形成できないのなら，周辺症状でもなんでもよいので患者と合意形成できる問題点を探索する。明らかな精神病症状を患者がまったく問題視しない場合でも，不眠や食欲低下は問題として認識する場合などはよくみられる。その場合，治療者は「不眠の改善」などを共通の目標として入院治療を続けるよう粘り強く提案することができる。

　ただしこの方法は，対人コミュニケーション上，ブラフとしての側面が強いことは否めない。これらが有効な場合は確かにあるが，思春期青年期の患者やパーソナリティ障害の患者などにはあまり用いないほうがよい。こうした患者には，なぜ治療者は患者に入院治療が必要だと思っているのかを率直に語ったほうがよいようである。このとき一見もっともな建前論で患者を説得しようとしてはいけない。治療者は，そういった「世間の論理」や「大人の論理」ではなく，自身にとって真実（authentic）だと思える理由を伝えるべきである。そしてそれでもなお合意に至らない場合には，患者が希望すれば将来的に治療の扉は開かれていることを明示した上で，退院の手続きをとる。長い目でみた場合，無理に追いかけすぎないほうが今後の展開につながることが多い。

E まとめ

　精神科の入院治療について，面接を中心に概観した．以上で述べたことを簡単にまとめれば，患者と交わした約束は守るということに尽きる．それでもなお，種々の事情により約束を守れない場合も出てくる．そのとき治療者は自分の立場を正当化することなく，誠実に対応すべきである．疾患や障害によって自己像の傷ついた患者にとって，真に助けになる治療者とは，完璧な治療者でなく，自分の不完全さに誠実に向き合おうとする治療者なのである．

INDEX

C

Closed Question ·· 90
Container and Contained 関係 ············· 17

D

DSM-5 ·· 95

O

Open Question ·· 90

P

parentectomy（患者を悪しき親から
　引き離すの意）··· 59
PTSD ·· 98

あ

挨拶 ··· 133, 174
あいづち ·· 133
亜急性期 ·· 168
アドヒアランス ·· 64
アルコール依存（症）················ 97, 98
安心 ·· 26
アンビバレンス ·· 138

い

怒り ··· 137, 181
医師・患者水準 ·· 28
医師と患者の協働 ··· 66
以前の治療 ·· 92
依存 ·· 136
医療保護入院 ·· 153
インフォームド・コンセント ··············· 64

う

うつ病 ··· 72, 174
うつ病の夫婦療法 ··· 57
うなずき ·· 133

お

オープンクエスチョン ·· 133

か

回診 ·· 174
介入 ··· 123, 124
介入への反応 ·· 134
回避傾向 ·· 107
開放病棟 ·· 154
外来 ·· 150
外来継続診療 ··· 122, 131
隔離 ·· 167
家族心理教育 ·· 60
家族性 ·· 105
家族同席面接 ·· 55
家族ドラマ ·· 55
家族への対応 ·· 52
家族療法 ·· 54
家族歴 ··· 99, 105
関係 ·· 26
関係性 ·· 136
患者であろうと推定される者が
　来ない ·· 92
患者のプライバシー ··· 48
鑑別診断 ·· 108

き

既往症 ·· 97

既往歴 ………………………………… 104
聴き取り ……………………………… 115
危機への介入 ………………………… 127
希求 …………………………………… 108
起始 …………………………………… 103
希死念慮 ……………………………… 128
几帳面 ………………………………… 106
気づき ………………………………… 40
機能レベル …………………………… 97
虐待 …………………………………… 99
救急 …………………………………… 167
急性期 ………………………………… 167
急性期治療 …………………………… 153
境界 …………………………………… 79
境界侵犯 ……………………………… 137
境界性パーソナリティ障害 ………… 88
共感 …………………………………… 108
協働関係 ……………………………… 102
強迫（制縛）性格 …………………… 106
協力関係 ……………………………… 83
金品の贈与 …………………………… 48

く

空間的な設定 ……………………… 43, 46
空間的プロセス ……………………… 104
薬を巡る葛藤 ………………………… 73
薬を巡る対話 ………………………… 74

け

継続診療 ……………………………… 134
限界設定 ……………………………… 124
健康保険 ……………………………… 47
現病歴 ………………………………… 103

こ

攻撃 …………………………………… 137
甲状腺機能障害 ……………………… 97

拘束 …………………………………… 153
行動制限 ……………………………… 177
行動枠の再設定 ……………………… 171
交流 ………………………………… 42, 43
交流過程 ……………………………… 43
個人情報 ……………………………… 155
ことばの処方 ………………………… 71
コモビディティ ……………………… 108
コントロールを喪失することへの
　不安 ………………………………… 71
コンプライアンス …………………… 64

さ

再入院の条件 ………………………… 179
暫定診断 ……………………………… 109

し

時間的な設定 ……………………… 43, 44
時間的プロセス ……………………… 104
時間枠 ………………………………… 176
自殺 …………………………………… 105
自殺の危険 …………………………… 57
支持的精神療法 ……………………… 170
思春期・青年期患者 ………………… 90
自傷 …………………………………… 177
自傷他害の危険 ……………………… 57
視線 …………………………………… 133
失望 …………………………………… 181
社会資源 ……………………………… 125
社会生活歴 …………………………… 99
社会適応レベル ……………………… 106
社会的な設定 ……………………… 43, 47
社交恐怖 ……………………………… 98
主治医 ………………………………… 150
主訴 ……………………… 86, 102, 115, 138
守秘義務 ……………………………… 84
受容 …………………………………… 25

受容と返し ……………………………… 25
症状 …………………………………… 178
症状出現状況 ………………………… 108
状態診断 ……………………………… 167
情緒 …………………………………… 131
小児・児童患者 ………………………… 90
将来の展望 …………………………… 179
将来の夢 ……………………………… 179
初回面接 …… 94, 95, 112, 150, 151, 155, 156
初期治療 ……………………………… 109
職業 ……………………………………… 47
初発状況 ……………………………… 103
神経質 ………………………………… 106
神経症圏 ……………………………… 102
診察時間 ……………………………… 44
真実 …………………………………… 181
身体所見 ……………………………… 175
身体的接触 …………………………… 48
診断 …………………………………… 116
診断基準 …………………………… 94, 95
診断面接 …………………… 94, 95, 100, 150
心配性 ………………………………… 106
信頼性 ………………………………… 95
心理教育 ……………………………… 66
心理的空間 …………………………… 34
診療 …………………………………… 131
診療情報提供書 ………………… 151, 154
診療報酬改定 ………………………… 153
心理療法 ……………………………… 170

す

ストレスケア入院 …………………… 169

せ

生育歴 ………………………………… 135
生活史 ………………………………… 106
生活歴 …………………………… 106, 135

精神科医 ………………………… 150, 156
精神科医の視座 ……………………… 16
精神科ソーシャルワーカー ………… 60
精神症状検査 …………………… 97, 100
責任 …………………………………… 44
摂食障害 ……………………………… 98
設定供給の責任 ……………………… 43
絶望 …………………………………… 137
潜在的な資源 ………………………… 107
潜在的な無力感 ……………………… 70
全般性不安障害 ……………………… 69
専門性の開示 ………………………… 48
専門性の差異 ………………………… 81

そ

躁うつ病 ……………………………… 153
措置入院 ……………………………… 153

た

退院の判断 …………………………… 172
大学病院 ……………………………… 112
対人恐怖症 …………………………… 108
他職種に対する敬意 ………………… 82
多職種連携 …………………………… 172

ち

チーム医療 …………………………… 77
チームリーダー ……………………… 80
治療関係 ………………… 19, 24, 33, 177
治療関係の変化 ……………………… 180
治療構造 ……………………………… 160
治療者側のプライバシー …………… 48
治療者-患者関係 ……………………… 118
治療終結 ……………………………… 128
治療設定 ……………………………… 42
治療設定の変更 ……………………… 49
治療チーム ……………… 150, 156, 164

治療チームの組織化 ……………… 78
治療同盟 …………………………… 118
治療の構造 ………………………… 175
治療の主体 ………………………… 72
治療の停滞 ………………………… 126
治療プラン ………………… 117, 134
治療方針 …………………………… 100
治療目標 …………………… 123, 135

て

電子カルテ ………………………… 47

と

動機づけのあいまいな患者 ……… 88
動機づけのアセスメント ………… 86
動機づけの差異 …………………… 81
動機づけの高い患者 ……………… 87
動機づけの低い患者 ……………… 87
統合失調（気）質 ……………… 106
統合失調症 ………………… 98, 153, 174
トラウマ …………………………… 153

に

二重関係 …………………………… 48
入院家族面接 ……………………… 60
入院継続 …………………………… 166
入院生活 …………………………… 163
入院動機 …………………………… 159
入院（の）目標 …………… 159, 178
入院目標の修正 …………… 170, 180
人間関係 …………………………… 33

ね

ネガティブな感情 ………………… 171

は

パーソナリティ障害 ……………… 177

パートナーシップ ………………… 66
配偶者 ……………………………… 56
賠償神経症 ………………………… 138
発達障害 …………………………… 99
パニック障害 ……………………… 69

ひ

非専門職スタッフ ………………… 83
病前性格 …………………………… 105
病態水準 …………………………… 28
頻度 ………………………………… 44

ふ

不安障害 …………………………… 72
フィードバック …………………… 41
夫婦療法 …………………………… 54
副作用 ……………………………… 33
副次的な情報 ……………… 152, 155
服薬の心理 ………………………… 69
物理的空間 ………………………… 34
プラセーボ効果 …………………… 64
雰囲気 ……………………………… 113

へ

閉鎖病棟 …………………………… 154
併存症 ……………………………… 97

ほ

ほどよい共感 ……………………… 87

ま

待つこと …………………………… 174
マネジメント ……………………… 49

み

ミーティング ……………………… 79
診たて/見立て …………… 109, 134

む

無料もしくは値引きした料金 …………… 47
無力感 ………………………………………… 70

め

明示されたルール ………………………… 79
メランコリー親和型性格 ………………… 106
面接回数 …………………………………… 177
面接室 ……………………………………… 175
面接枠 ……………………………………… 176

や

約束 ………………………………………… 182
薬物療法 ……………………………… 125, 169
役割構造 …………………………………… 42

ゆ

優先順位 …………………………………… 35
行き詰まり ………………………………… 138

よ

予約制 ………………………………… 44, 45

ら

羅生門効果（Rashomon effect） ………… 53
ラポール ……………………………… 95, 152

り

リーダーシップ …………………………… 79
了解可能 …………………………………… 103
料金 ………………………………………… 47
療養 ………………………………………… 169

る

ルール ……………………………………… 79

れ

レジリエンス ……………………………… 32

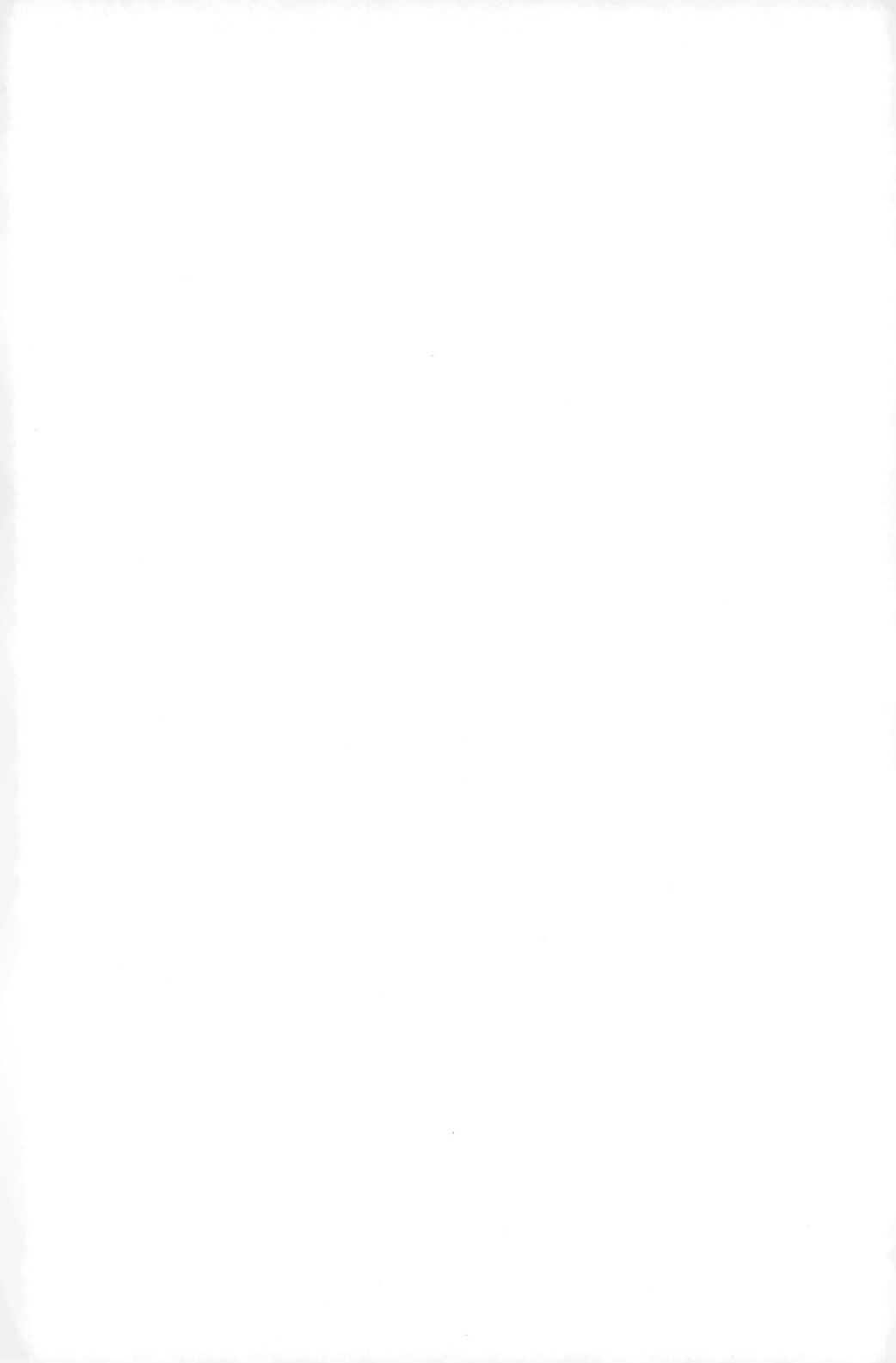

©2015

2版発行　2021年10月13日
第1版発行　2015年6月30日

臨床医のための
精神科面接の基本

検印省略

定価はカバーに表示してあります

編集　日本精神神経学会　精神療法委員会
著者　松木邦裕・飯森眞喜雄・大野　裕
　　　藤山直樹・中村伸一・中村　敬
　　　岡野憲一郎・中尾智博・池田暁史

発行者　　　　　　　　　林　峰子
発行所　　　　　　株式会社 新興医学出版社
〒113-0033　東京都文京区本郷6丁目26番8号
電話　03(3816)2853　　FAX　03(3816)2895

印刷　三報社印刷株式会社　　ISBN978-4-88002-852-1　　郵便振替　00120-8-191625

・本書の複製権・翻訳権・上映権・譲渡権・公衆送信権（送信可能化権を含む）
　は株式会社新興医学出版社が保有します。
・本書を無断で複製する行為，（コピー，スキャン，デジタルデータ化など）は，
　著作権法上での限られた例外（「私的使用のための複製」など）を除き禁じら
　れています．研究活動，診療を含み業務上使用する目的で上記の行為を行う
　ことは大学，病院，企業などにおける内部的な利用であっても，私的使用には
　該当せず，違法です．また，私的使用のためであっても，代行業者等の第三者
　に依頼して上記の行為を行うことは違法となります．
　JCOPY 〈(社)出版者著作権管理機構　委託出版物〉
　本書の無断複製は著作権法上での例外を除き禁じられています．複製される
　場合は，そのつど事前に，(社)出版者著作権管理機構（電話 03-5244-5088，
　FAX03-5244-5089, e-mail：info@jcopy.or.jp）の許諾を得てください．